Thomas Weiser
Oliver Debrune

L'uso degli smartphone nella psichiatria moderna

bup

Thomas Weiser
Oliver Debrune

L'uso degli smartphone nella psichiatria moderna

ISBN: 978-3-69035-707-4

Numero d'ordine: 2019.1
 anche come eBook
(978-3-69035-712-8)

Copertina: Kerstin Laube
Produzione: Johanna Kerschensteiner

Bremen University Press, 2025.
Fahrenheitstr. 11
28359 Bremen
bup@bremenuniversitypress.com
www.bremenuniversitypress.com

Il manoscritto non può essere utilizzato in tutto o in parte senza il previo consenso scritto dell'editore.

Questo libro è stato stampato su carta ecologica proveniente da foreste sostenibili, al fine di preservare le risorse e ridurre al minimo l'impatto ambientale. Utilizzando materiali riciclati e carta certificata FSC, contribuiamo a proteggere le foreste e a ridurre la nostra impronta ecologica.

Thomas Weiser

Oliver Debrune

L'uso degli smartphone nella psichiatria moderna

Panoramica

PREFAZIONE		12
1.	INTRODUZIONE	14
2.	FONDAMENTI DI PSICHIATRIA E TECNOLOGIE DIGITALI	20
3.	AREE DI APPLICAZIONE DEGLI SMARTPHONE IN PSICHIATRIA	28
4.	EVIDENZE SCIENTIFICHE E SITUAZIONE DELLO STUDIO	39
5.	PROTEZIONE DEI DATI, ETICA E CONDIZIONI QUADRO LEGALI	48
6.	OPPORTUNITÀ E RISCHI DELL'USO DEGLI SMARTPHONE IN PSICHIATRIA	57
7.	COLLABORAZIONE INTERDISCIPLINARE E INTEGRAZIONE TECNICA	67
8.	SVILUPPI SPECIFICI DEL SETTORE E TENDENZE TECNOLOGICHE	85
9.	PROSPETTIVE: LA DIGITALIZZAZIONE DELLA PSICHIATRIA TRA VISIONE E RESPONSABILITÀ	98
10	PROSPETTIVE DI RICERCA E SFIDE METODOLOGICHE	107
11	PAROLE DI CHIUSURA	128

Indice dei contenuti

PREFAZIONE		**12**
1.	**INTRODUZIONE**	**14**
1.1	Definizione del problema e rilevanza dell'argomento	14
1.2	Obiettivo del libro	15
1.3	Approccio metodologico e fonti	15
1.4	Panoramica storica degli sviluppi tecnologici in psichiatria	16
2.	**FONDAMENTI DI PSICHIATRIA E TECNOLOGIE DIGITALI**	**20**
2.1	Compiti della psichiatria	20
2.2	Metodi di diagnosi e trattamento tradizionali	21
2.3	Nozioni di base sulle tecnologie mobili e sul funzionamento degli smartphone	22
2.4	Trasformazione digitale in medicina	23
2.5	Panoramica della mHealth e dell'eHealth nell'assistenza psichiatrica	24
2.6	Bibliografia (Capitolo 2)	25
3.	**AREE DI APPLICAZIONE DEGLI SMARTPHONE IN PSICHIATRIA**	**28**
3.1	Supporto diagnostico tramite app e tecnologia dei sensori	28
3.2	Terapie basate su smartphone: terapia cognitivo-comportamentale, mindfulness, auto-aiuto	29
3.3	Funzioni di comunicazione e di rete in un contesto terapeutico	31
3.4	Gli smartphone nella prevenzione del suicidio e nell'intervento in caso di crisi	32

3.5	Utilizzo nella terapia delle dipendenze e nella prevenzione delle ricadute	33
3.6	Applicazioni nell'ambito della depressione, dei disturbi d'ansia e dei disturbi bipolari	34
3.7	Raccolta di dati in tempo reale per piani di trattamento personalizzati	35
3.8	Bibliografia (Capitolo 3)	36
4.	**EVIDENZE SCIENTIFICHE E SITUAZIONE DELLO STUDIO**	**39**
4.1	Panoramica degli studi empirici rilevanti	39
4.2	Efficacia degli interventi digitali rispetto alla terapia tradizionale	41
4.3	Analisi di meta-analisi e revisioni sistematiche	42
4.4	Limiti delle prove e sfide metodologiche	43
4.5	Discussione di casi clinici	44
4.6	Bibliografia (Capitolo 4)	45
5.	**PROTEZIONE DEI DATI, ETICA E CONDIZIONI QUADRO LEGALI**	**48**
5.1	Requisiti di protezione dei dati nell'UE e a livello internazionale	48
5.2	Etica del tracciamento digitale in aree mediche sensibili	49
5.3	Responsabilità legale di medici, sviluppatori e pazienti	51
5.4	Sovranità digitale e consenso informato	52
5.5	Rischi di abuso e manipolazione	53
5.6	Bibliografia (Capitolo 5)	54
6.	**OPPORTUNITÀ E RISCHI DELL'USO DEGLI SMARTPHONE IN PSICHIATRIA**	**57**

6.1	Vantaggi per pazienti, terapisti e istituzioni	57
6.2	Rischi del monitoraggio e dell'auto-ottimizzazione	59
6.3	Dipendenza da dispositivi e fiducia tecnologica	60
6.4	Influenza sulla relazione terapeutica e sul setting	62
6.5	Gestione del rischio e meccanismi di protezione	63
6.6	Bibliografia (Capitolo 6)	64
7.	**COLLABORAZIONE INTERDISCIPLINARE E INTEGRAZIONE TECNICA**	**67**
7.1	Cooperazione tra psichiatria, psicologia, informatica e design	67
7.2	Sviluppo di applicazioni basate sull'evidenza	69
7.3	Interoperabilità con i sistemi informativi clinici	70
7.4	Requisiti di facilità d'uso e accessibilità	71
7.5	Formazione e aggiornamento del personale medico	72
7.6	Le applicazioni esistenti in sintesi	73
	deprexis®	74
	Moodpath (oggi: MindDoc)	74
	elevida	75
	NOCD	75
	Wysa	76
	MindShift CBT	77
	reSET / reSET-O	77
	Conclusioni e prospettive	78

7.7	Panoramica delle applicazioni tabulari	78
7.8	Bibliografia (Capitolo 7)	82
8.	**SVILUPPI SPECIFICI DEL SETTORE E TENDENZE TECNOLOGICHE**	**85**
8.1	I progressi della tecnologia dei sensori, degli indossabili e della ricerca digitale sui biomarcatori	85
8.2	Integrazione di intelligenza artificiale e apprendimento automatico	86
8.3	Strategie di piattaforma e filiere digitali	88
8.4	Strategie digitali nazionali e internazionali nel settore sanitario	89
8.5	Prospettive future: prevenzione, personalizzazione, partecipazione	90
8.6	Panoramica tabellare	92
8.7	Bibliografia (Capitolo 8)	95
9.	**PROSPETTIVE: LA DIGITALIZZAZIONE DELLA PSICHIATRIA TRA VISIONE E RESPONSABILITÀ**	**98**
9.1	Tra speranze digitali e realtà clinica	98
9.2	La digitalizzazione come progetto di etica medica	99
9.3	Il ruolo dei pazienti nella psichiatria digitale	100
9.4	Scenari futuri: Dove sta andando la psichiatria digitale?	101
9.5	La psichiatria nell'era digitale: un compito per l'intera società	103
9.6	Bibliografia (Capitolo 9)	104
10	**PROSPETTIVE DI RICERCA E SFIDE METODOLOGICHE**	**107**
10.1	Dallo studio clinico alla realtà quotidiana	107

10.2	Le sfide della raccolta e della qualità dei dati	108
10.3	Questioni etiche nella ricerca digitale	109
10.4	Requisiti per approcci di ricerca interdisciplinari	110
10.5	Prospettive di ricerca future	111
10.6	Diagramma delle dimensioni della ricerca	112
10.7	Panoramica dei programmi di ricerca esistenti	113
	Germania: Ministero federale dell'istruzione e della ricerca (BMBF) - "Sanità digitale / Salute 4.0	113
	Finanziamento UE: Horizon Europe - Cluster Health (2021-2027)	114
	Fondazione tedesca per la ricerca (DFG): Programmi prioritari e finanziamenti individuali	115
	Fondo per l'innovazione presso il Comitato misto federale (G-BA)	116
	Infrastrutture nazionali di dati sulla ricerca (NFDI) - focus su NFDI4Health	117
	OMS e ONG internazionali: impulsi di ricerca con un focus globale	118
	Tabella: Programmi di ricerca secondo le dimensioni	119
10.8	Progetti di ricerca internazionali sull'uso degli smartphone in psichiatria	120
	RADAR-CNS (Valutazione a distanza della malattia e della ricaduta - Disturbi del sistema nervoso centrale)	120
	BEHAPP - Passaporto della salute comportamentale	121
	LAMP - Imparare, valutare, gestire, prevenire	122
	Salute Mindstrong (USA)	123
	CoMynd - Infrastruttura di dati sulla salute cognitiva e mentale	124

Programma BeHe@lthy BeMobile dell'OMS/ITU 125

Tabella: Sintesi dei progetti internazionali 126

11 PAROLE DI CHIUSURA 128

Note

- Questo libro ha una struttura modulare che consente di leggere ogni capitolo in modo indipendente senza dover fare riferimento agli altri.
- Gli elenchi della letteratura utilizzata e di quella di approfondimento sono allegati ai rispettivi capitoli per una migliore leggibilità.
- Stato di lavorazione: marzo 2025

L'editore

Prefazione

Le malattie mentali sono una delle più grandi sfide del nostro tempo. Colpiscono milioni di persone in tutto il mondo, permeano tutti gli ambiti della vita e sfidano le società in molti modi: dal punto di vista medico, sociale, economico e culturale. Allo stesso tempo, stiamo vivendo uno sviluppo tecnologico a una velocità senza precedenti: i dispositivi digitali, l'intelligenza artificiale, la tecnologia dei sensori mobili e le applicazioni intelligenti stanno plasmando la nostra vita quotidiana, il nostro comportamento comunicativo e, sempre più, la nostra idea di salute.

La psichiatria si trova quindi in un'importante intersezione di due sviluppi: la crescente necessità di un aiuto accessibile, efficace e personalizzato, da un lato, e le nuove possibilità di supporto, diagnostica e terapia digitali, dall'altro. In particolare, lo smartphone, uno strumento di uso quotidiano e allo stesso tempo altamente performante, si sta spostando al centro dell'attenzione. Può diventare uno strumento di osservazione, di conoscenza di sé, di intervento precoce e di supporto terapeutico. Ma solleva anche questioni di protezione dei dati, giustificabilità etica, efficacia e responsabilità.

Questo libro cerca di far luce su questo complesso sviluppo in modo comprensibile, sistematico e critico. Riunisce prospettive provenienti dalla psichiatria, dalla psicologia di , dall'informatica, dall'etica e dalla ricerca sanitaria e si rivolge a chiunque sia interessato al futuro digitale della salute mentale, sia come professionista, ricercatore, sviluppatore, decisore o persona interessata. Non si tratta di euforia o rifiuto, ma di una discussione informata su una tecnologia che è qui per restare e che cambierà profondamente la nostra pratica terapeutica.

Spero che tutti i lettori trovino questo libro stimolante, chiarificatore e riflessivo, e che forse contribuisca anche a costruire nuovi ponti tra le persone e la tecnologia, tra l'aiuto e la vita quotidiana. La psichiatria del futuro non inizia domani. Inizia adesso. E ha bisogno più che mai di orientamento scientifico, sensibilità umana e responsabilità condivisa.

1. Introduzione

1.1 Definizione del problema e rilevanza dell'argomento

La psichiatria moderna è in uno stato di costante cambiamento, che non è solo di natura medica ma anche tecnologica. Mentre in passato le malattie psichiatriche venivano diagnosticate e trattate principalmente con procedure cliniche tradizionali, le tecnologie digitali stanno aprendo nuove dimensioni di cura. Gli smartphone svolgono un ruolo particolare tra queste tecnologie. Questi dispositivi onnipresenti accompagnano molte persone 24 ore su 24 e hanno una varietà di funzioni sensoriali, comunicative e analitiche. Sono proprio queste caratteristiche a renderli strumenti potenzialmente preziosi nella pratica psichiatrica. L'uso degli smartphone per la diagnosi, l'intervento e la cura delle malattie psichiatriche offre l'opportunità di colmare le lacune esistenti nell'assistenza, di personalizzare i servizi terapeutici individuali e di coinvolgere più attivamente i pazienti nel processo di cura. Allo stesso tempo, questa tendenza pone i professionisti, le istituzioni e le società di fronte a nuove sfide etiche, legali e pratiche.

1.2 Obiettivi del libro

L'obiettivo di questo libro è presentare sistematicamente e analizzare criticamente le varie sfaccettature dell'uso degli smartphone nell'assistenza psichiatrica, evidenziando in modo differenziato sia le opportunità che i rischi. L'obiettivo è quello di consentire un esame scientificamente valido, ma orientato alla pratica, delle possibilità e dei limiti di questa nuova tecnologia. Il libro si rivolge a un pubblico interdisciplinare che comprende professionisti della salute mentale, sviluppatori di applicazioni digitali, decisori del settore sanitario e lettori interessati all'etica, alla legge o alla sociologia. L'attenzione è sempre rivolta alla questione di come il potenziale della digitalizzazione mobile possa essere utilizzato in modo responsabile e integrato nei concetti di trattamento esistenti, senza minare i principi fondamentali della relazione terapeutica, della protezione dei dati e dell'autonomia.

1.3 Approccio metodologico e fonti

Le spiegazioni contenute in questo lavoro si basano su un'analisi completa della letteratura scientifica, integrata da studi empirici attuali, casi di studio tratti dalla pratica clinica e relazioni su progetti pilota e innovazioni tecnologiche. Sono state prese in considerazione sia le riviste mediche che le pubblicazioni interdisciplinari del sito nei campi della psicologia, dell'informatica, dell'etica e del diritto. Particolare attenzione è stata prestata alle valutazioni di applicazioni specifiche, al fine non solo di corroborare le affermazioni dal punto di vista teorico, ma anche di supportarle con prove pratiche. Inoltre, sono state utilizzate interviste con esperti e prospettive degli utenti per tracciare un quadro olistico dell'argomento. Le informazioni presentate si basano sulle ricerche più recenti e tengono conto anche di settori in continuo sviluppo come l'intelligenza artificiale, la legislazione sulla protezione dei dati e lo sviluppo di app mobili.

1.4 Panoramica storica degli sviluppi tecnologici in psichiatria

La storia degli sviluppi tecnici in psichiatria è strettamente legata allo sforzo di rendere visibile l'invisibile. Le malattie mentali sfuggono all'osservazione diretta e alla misurabilità, come è possibile in altre discipline mediche, ad esempio attraverso procedure di imaging, esami del sangue o analisi diagnostiche molecolari. In risposta a questa sfida diagnostica, nel corso del tempo sono stati sviluppati diversi ausili tecnici per oggettivare gli stati mentali. All'inizio del XX secolo, ad esempio, l'elettroencefalogramma è stato utilizzato per analizzare i modelli di attività neuronale nell'epilessia e nelle malattie mentali gravi come la schizofrenia. Anche la terapia elettroconvulsivante, utilizzata a partire dagli anni '30, ha rappresentato un primo tentativo di utilizzare procedure tecniche per la modifica terapeutica delle condizioni mentali, anche se il suo uso è stato a lungo controverso e ha dato luogo a dibattiti etici.

Con l'emergere della diagnostica assistita da computer negli anni '60 e '70, si è sviluppato un nuovo paradigma che vedeva sempre più la psichiatria come una disciplina di elaborazione dei dati. In questo periodo sono state sviluppate le prime procedure di test psicologici in forma digitalizzata, come le versioni computerizzate dei classici test di intelligenza e di personalità. Tuttavia, questi primi sistemi erano limitati ad ambienti clinici chiaramente strutturati e avevano scarsa influenza sul rapporto diretto tra terapeuta e paziente. Solo con lo sviluppo di Internet negli anni '90 sono emerse nuove possibilità di interazione, che hanno esteso il processo terapeutico al di là della tradizionale sala di consultazione. La consulenza via e-mail, le piattaforme terapeutiche basate sul web e i gruppi di auto-aiuto online si sono inizialmente affermati come complementi alla psicoterapia convenzionale, ma sono stati inizialmente visti con scetticismo da molti professionisti.

Un vero e proprio cambiamento di paradigma è emerso con l'uso crescente di dispositivi mobili all'inizio del XXI secolo. Gli smartphone, dotati di sensori, GPS, microfono, fotocamera, rilevamento del movimento e accesso a Internet, hanno aperto possibilità completamente nuove per il monitoraggio, la comunicazione e il supporto attivo dei processi psichiatrici. Per la prima volta è stato possibile registrare i sintomi psicologici non solo retrospettivamente durante i colloqui clinici, ma anche in tempo reale, in modo sensibile al contesto e per periodi di tempo più lunghi. In questo modo è stato possibile documentare non solo le esperienze soggettive, ma anche i dati comportamentali oggettivi, come i modelli di sonno, i profili di movimento, il comportamento comunicativo e i modelli di utilizzo dei media digitali.

Questo sviluppo è stato ulteriormente accelerato dai cambiamenti delle politiche sociali e sanitarie a seguito della pandemia COVID-19. Durante il blocco della pandemia, le consultazioni psichiatriche sono state limitate o completamente sospese in molti luoghi. In questa situazione eccezionale, le applicazioni mobili hanno acquisito un'importanza centrale, ad esempio per stabilizzare i pazienti con malattie croniche, per la consulenza a distanza in situazioni di crisi o per supportare le terapie farmacologiche. Allo stesso tempo, l'approccio della società all'interazione digitale si è trasformato. L'accettazione della telemedicina su è aumentata rapidamente, così come la disponibilità a utilizzare gli smartphone per informazioni sensibili sulla salute.

Oggi la psichiatria si trova di fronte a una nuova generazione di tecnologie che non servono più solo a trasmettere informazioni, ma contribuiscono attivamente al lavoro diagnostico e terapeutico. Applicazioni dotate di intelligenza artificiale, apprendimento automatico e capacità di analisi predittiva stanno già consentendo, in progetti pilota iniziali, un'assistenza psichiatrica individualizzata, contestuale e dinamicamente adattabile. Questo sviluppo non rappresenta solo un'innovazione tecnologica, ma anche un cambiamento strutturale: la psichiatria si sta sempre più allontanando da un modello di cura statico e limitato nel tempo per passare a un supporto continuo e basato sul processo di salute mentale attraverso interfacce digitali. L'integrazione degli smartphone non segna solo un'aggiunta, ma l'inizio di una nuova fase della pratica psichiatrica che deve essere ripensata sia dal punto di vista medico che sociale.

2. Fondamenti di psichiatria e tecnologie digitali

2.1 Compiti della psichiatria

La psichiatria copre un ampio spettro di quadri clinici, la cui diagnosi e il cui trattamento richiedono una profonda comprensione dei contesti individuali, culturali e sociali. La natura interdisciplinare della psichiatria - all'interfaccia tra medicina, psicologia, sociologia, neuroscienze ed etica - pone elevate esigenze alla professione medica. Le malattie mentali sono spesso croniche, ricorrenti e associate a limitazioni funzionali nella vita sociale, professionale e familiare. In questo senso, la psichiatria non ha solo una funzione curativa, ma anche riabilitativa e preventiva. Nell'era digitale, questo ruolo si sta espandendo notevolmente: accanto all'assistenza clinica tradizionale, stanno emergendo nuove forme di supporto, ad esempio sotto forma di programmi digitali di auto-aiuto, monitoraggio continuo dell'umore o l'uso di sistemi di assistenza artificialmente intelligenti per fornire un allarme precoce di crisi imminenti. Questo sviluppo richiede non solo conoscenze tecniche, ma anche una più profonda comprensione etica e didattica dell'assistenza psichiatrica.

2.2 Metodi tradizionali di diagnosi e trattamento

Il processo diagnostico in psichiatria si basa essenzialmente sul principio del dialogo: un quadro psicopatologico completo può emergere solo attraverso una discussione aperta, la registrazione delle esperienze soggettive e l'interpretazione delle espressioni linguistiche e facciali. Tuttavia, quest'arte diagnostica, che si basa sull'empatia, sull'esperienza clinica e sulle osservazioni strutturate, deve affrontare sfide metodologiche. I pazienti non sempre ricordano i tempi esatti, i sintomi o le cause scatenanti; le distorsioni soggettive, la repressione o la desiderabilità sociale possono influenzare la presentazione. Gli strumenti di misurazione oggettivi, che sono dati per scontati nella medicina somatica, mancano in molte aree della psichiatria. È qui che entrano in gioco le tecnologie digitali: Gli smartphone consentono la raccolta continua di dati rilevanti, sia attraverso i profili di movimento, i modelli di comunicazione o i cambiamenti nel parlato che si correlano a specifici stati mentali. Questi flussi di dati oggettivi possono servire come supplemento all'anamnesi tradizionale, non come sostituzione, ma come estensione delle possibilità diagnostiche.

Anche nel trattamento si aprono nuove strade: mentre la farmacoterapia è stata per lungo tempo al centro dell'attenzione, i metodi psicoterapeutici - in particolare la terapia cognitivo-comportamentale , gli approcci basati sulla psicologia del profondo e i metodi basati sulla mindfulness - hanno conquistato un posto di rilievo nell'assistenza psichiatrica. Oggi i formati digitali consentono di offrire questi metodi in modo interattivo e a bassa soglia. Il processo terapeutico è frammentato, suddiviso in unità più piccole e organizzato in modo flessibile in termini di tempo - un approccio particolarmente importante per i pazienti più giovani e per le persone con accesso limitato ai servizi terapeutici regolari.

2.3 Nozioni di base sulle tecnologie mobili e sul funzionamento degli smartphone

Le caratteristiche tecnologiche dei moderni smartphone sono fondamentali per il loro potenziale nelle applicazioni psichiatriche. I sensori integrati, come accelerometri, giroscopi, moduli GPS e magnetometri, consentono di registrare e analizzare con precisione le attività, i modelli di movimento e le posizioni degli utenti. Questi dati forniscono informazioni sui livelli di attività, sulla qualità del sonno, sulla partecipazione sociale o sul comportamento di ritiro, tutti parametri importanti per la diagnosi e il monitoraggio dei disturbi mentali. A ciò si aggiungono i modelli di comunicazione digitale: con quale frequenza le persone comunicano, in che modo, con quali tempi di reazione e con quale tono di voce emotivo? Le analisi linguistiche di dei messaggi di testo o vocali possono essere utilizzate per identificare sottili cambiamenti di umore, di impulso o di stile di pensiero.

Una caratteristica fondamentale delle tecnologie mobili è la loro integrazione nella vita quotidiana. A differenza dei tradizionali dispositivi di misurazione medica, gli smartphone vengono utilizzati volontariamente e continuamente. Questa validità quotidiana ed ecologica li rende una fonte unica di dati per osservazioni comportamentali rilevanti dal punto di vista psichiatrico. La sfida consiste nel tradurre questi dati grezzi in informazioni significative e clinicamente utilizzabili senza violare l'autonomia individuale o la protezione dei dati.

2.4 Trasformazione digitale in medicina

La digitalizzazione non sta cambiando solo la tecnologia, ma anche il modo in cui le professioni mediche vedono se stesse. I medici diventano sempre più compagni di un sistema di cura basato sui dati, sulla rete, sull'interattività e sull'autogestione. Questo vale anche per la psichiatria, dove la fiducia nella relazione terapeutica gioca un ruolo centrale. Gli strumenti digitali possono sostenere questa relazione, ma anche minarla. Se il contatto terapeutico viene sostituito da sistemi di feedback automatizzati, moduli standardizzati o valutazioni algoritmiche del rischio, c'è il rischio di alienazione o disumanizzazione del trattamento. D'altro canto, i processi digitali offrono la possibilità di portare l'assistenza psichiatrica nelle regioni in cui manca il personale specializzato, nonché di raggiungere persone che non si fiderebbero dell'aiuto psichiatrico tradizionale per paura della stigmatizzazione. La garanzia di qualità è una sfida fondamentale. Il rapido sviluppo delle applicazioni digitali sta portando a un panorama confuso di programmi la cui validazione scientifica è spesso inadeguata. Allo stesso tempo, i sistemi normativi come l'autorizzazione medica, le leggi sulla protezione dei dati e le linee guida etiche sono in ritardo rispetto agli sviluppi tecnici. Per rendere sostenibili a lungo termine le innovazioni digitali in psichiatria sono quindi necessari una cultura sistematica della valutazione e un approccio riflessivo ed eticamente responsabile alle nuove possibilità.

2.5 Panoramica della mHealth e della eHealth nell'assistenza psichiatrica

I termini mHealth ed eHealth si riferiscono a dimensioni diverse della stessa trasformazione digitale. Mentre l'e-Health si rivolge a sistemi più istituzionali e basati sulla rete - come le cartelle cliniche elettroniche, le consultazioni online o le piattaforme interoperabili di assistenza - l'mHealth si concentra su applicazioni individuali e mobili. In psichiatria, le offerte di mHealth si sono sviluppate in modo particolarmente dinamico negli ultimi anni. Oggi esistono centinaia di applicazioni che registrano i sintomi, forniscono istruzioni terapeutiche, ricordano i farmaci o incoraggiano l'automonitoraggio. Alcune applicazioni si basano sui principi della terapia comportamentale, altre sulla mindfulness o sulla psicologia positiva.

Nonostante l'ampia offerta di programmi, l'effettiva rilevanza clinica di molte di queste applicazioni rimane poco chiara. Gli studi dimostrano che molti programmi non sono stati sviluppati sulla base di prove, non sono stati valutati o sono solo marginalmente efficaci. Allo stesso tempo, esistono progetti pilota promettenti in cui le applicazioni mHealth vengono utilizzate in programmi di trattamento strutturati, ad esempio per la prevenzione delle ricadute nella depressione, per il supporto nei disturbi d'ansia o per l'allarme precoce nei disturbi bipolari. La sfida consiste nell'integrare questi servizi nei programmi di cura esistenti, nel collegarli agli standard di qualità e nella ricerca sistematica del loro impatto.

2.6 Bibliografia (Capitolo 2)

Associazione Psichiatrica Americana. (2022). *Manuale diagnostico e statistico dei disturbi mentali* (5a ed., revisione del testo). American Psychiatric Publishing.

Andersson, G. e Titov, N. (2014). Vantaggi e limiti degli interventi basati su Internet per i disturbi mentali comuni. *World Psychiatry, 13*(1), 4-11.
https://doi.org/10.1002/wps.20083

Ben-Zeev, D., Brian, R. M., Wang, R., Wang, W., Campbell, A. T., & Aung, M. H. (2017). CrossCheck: integrazione di self-report, rilevamento comportamentale e uso dello smartphone per identificare indicatori digitali di ricaduta psicotica. *Psychiatric Rehabilitation Journal, 40*(3), 266-275. https://doi.org/10.1037/prj0000243

Firth, J., Torous, J., Nicholas, J., Carney, R., Rosenbaum, S., & Sarris, J. (2017). Gli interventi di salute mentale via smartphone possono ridurre i sintomi dell'ansia? Una meta-analisi di studi randomizzati controllati. *Journal of Affective Disorders, 218*, 15-22. https://doi.org/10.1016/j.jad.2017.04.046

Krausz, M., Westenberg, J. N., Vigo, D., Spence, R. T., & Ramsey, D. (2019). Risposta all'emergenza COVID-19 in Canada: sviluppo e implementazione della piattaforma per l'eHealth in situazioni di crisi. *JMIR Public Health and Surveillance, 6*(1), e18995. https://doi.org/10.2196/18995

Larsen, M. E., Nicholas, J., & Christensen, H. (2016). Una valutazione sistematica degli strumenti per smartphone per la prevenzione del suicidio. *PLOS ONE, 11*(4), e0152285. https://doi.org/10.1371/journal.pone.0152285

Mohr, D. C., Zhang, M., & Schueller, S. M. (2017). Personal sensing: comprendere la salute mentale utilizzando sensori ubiqui e apprendimento automatico. *Annual Review of Clinical Psychology, 13*, 23-47. https://doi.org/10.1146/annurev-clinpsy-032816-044949

Rehm, J. e Shield, K. D. (2019). Onere globale della malattia e impatto dei disturbi mentali e delle dipendenze. *Current Psychiatry Reports, 21*(2), 10. https://doi.org/10.1007/s11920-019-0997-0

Torous, J., & Roberts, L. W. (2017). L'uso etico della tecnologia sanitaria mobile nella psichiatria clinica. *The Journal of Nervous and Mental Disease, 205*(1), 4-8. https://doi.org/10.1097/NMD.0000000000000596

OMS - Organizzazione Mondiale della Sanità. (2019). *Linea guida dell'OMS: Raccomandazioni sugli interventi digitali per il rafforzamento del sistema sanitario.* https://www.who.int/publications/i/item/9789241550505.

3. Aree di applicazione degli smartphone in psichiatria

3.1 Supporto diagnostico tramite app e tecnologia dei sensori

La diagnosi psichiatrica è tradizionalmente un processo dialogico basato sull'auto-osservazione e sull'osservazione degli altri. Le informazioni soggettive sullo stato d'animo, gli sviluppi biografici, le influenze sociali e i meccanismi psicodinamici costituiscono la base di ogni diagnosi differenziata. Tuttavia, questa procedura è soggetta a distorsioni: Errori di memoria, mancanza di intuizione, affermazioni errate consce o inconsce e influenze situazionali possono influire sull'accuratezza della diagnosi. È qui che entrano in gioco le tecnologie specifiche per smartphone, che consentono di acquisire tracce digitali del comportamento umano in modo continuo, automatico e sensibile al contesto.

I sensori forniscono informazioni sul movimento (actigrafia), sulla cronologia della posizione (GPS), sugli ambienti rumorosi (microfono), sul comportamento di utilizzo dello schermo e sui modelli di comunicazione. Questi dati possono fornire informazioni sui livelli di attività, sulla struttura giornaliera, sul comportamento socio-spaziale o sulla qualità del sonno, tutti parametri rilevanti per la diagnosi di stati depressivi, maniacali, psicotici o ansiosi. Alcuni studi hanno dimostrato, ad esempio, che la riduzione dell'esercizio fisico, l'uso frequente dello smartphone di notte e una minore variabilità del comportamento di localizzazione sono correlati a sintomi depressivi. Alcune applicazioni analizzano il linguaggio a livello semantico, prosodico e sintattico per rilevare il rallentamento del pensiero, i disturbi nella ricerca delle parole o l'appiattimento emotivo dell'espressione. Ciò avviene tramite l'elaborazione del linguaggio naturale, che consente di oggettivare sintomi come l'appiattimento degli affetti o la lentezza mentale in un modo che non è mai stato possibile prima.

Le app per il supporto diagnostico spesso registrano autovalutazioni giornaliere, anche sotto forma di "Ecological Momentary Assessment" - una procedura che fornisce un quadro realistico dello stato emotivo attraverso molteplici e brevi sondaggi nel corso della giornata. Questa combinazione di dati soggettivi e oggettivi rappresenta una risorsa diagnostica che può essere utilizzata sia nella diagnosi iniziale che nel corso della malattia.

3.2 Terapie basate su smartphone: terapia cognitivo-comportamentale, mindfulness, auto-aiuto

L'implementazione di procedure psicoterapeutiche in formato digitale è considerata una delle innovazioni di maggior portata della psichiatria moderna. In particolare, la terapia cognitivo-comportamentale - con le sue procedure strutturate e manuali - può essere trasferita in formati modulari dell'app . Gli utenti possono identificare le distorsioni cognitive, registrare i pensieri automatici, controllare le credenze disfunzionali e allenare alternative comportamentali adattive, il tutto al proprio ritmo e nel proprio ambiente. Per molti malati, questo significa un ingresso a bassa soglia in un approccio terapeutico, soprattutto quando l'accesso ai centri terapeutici tradizionali è limitato a causa dei tempi di attesa, della vergogna o della distanza geografica.

I metodi basati sulla Mindfulness - come la Mindfulness-Based Stress Reduction o la Mindfulness-Based Cognitive Therapy - sono utilizzati in molte app sotto forma di meditazioni guidate, esercizi di respirazione, scansioni del corpo o impulsi di autoconsapevolezza. Questi elementi vengono utilizzati per la regolazione delle emozioni, la gestione dello stress e la stabilizzazione cognitiva. Possono essere utilizzati sia indipendentemente che in aggiunta alla terapia.

Le app di auto-aiuto combinano contenuti psicoeducativi con istruzioni comportamentali ed elementi motivazionali. Tali programmi sono particolarmente utili per le persone con problemi di salute mentale da lievi a moderati o nella prevenzione delle ricadute. Gli studi dimostrano che le applicazioni digitali di auto-aiuto con supporto terapeutico sono significativamente più efficaci dei programmi non guidati, un fatto che depone a favore dell'integrazione di tali strumenti nei concetti terapeutici generali.

3.3 Funzioni di comunicazione e di rete in un contesto terapeutico

La terapia è una relazione: questo assunto di base vale anche nell'era digitale. Gli smartphone ampliano notevolmente la gamma dei possibili canali di contatto tra terapeuti e pazienti. Accanto alle tradizionali consultazioni faccia a faccia stanno emergendo forme come sessioni di videoterapia, consulenze scritte, messaggi push con funzioni di promemoria o sistemi di feedback strutturati. Queste forme possono integrare le relazioni terapeutiche esistenti o, nel caso dei cosiddetti modelli di "blended care", essere parte integrante della psicoterapia supportata digitalmente.

Inoltre, gli smartphone consentono di creare gruppi virtuali di auto-aiuto o terapie di gruppo moderate digitalmente. Soprattutto per le persone con ansia sociale, mobilità limitata o malattie croniche, la rete digitale può essere un punto di accesso cruciale al sostegno sociale. Tuttavia, anche in questo caso si presentano nuove sfide: Ad esempio, il rischio di uno spostamento indesiderato dei confini a causa della costante accessibilità, il rischio di sovraccarico terapeutico o la necessità di inquadrare professionalmente nuove forme di comunicazione. In questo senso, l'uso della comunicazione digitale non è solo una decisione tecnica ma anche metodologica ed etica che richiede una valutazione differenziata caso per caso.

3.4 Gli smartphone nella prevenzione del suicidio e nell'intervento in caso di crisi

L'accessibilità tempestiva e un approccio personalizzato sono fattori chiave per il successo della prevenzione del suicidio. Gli smartphone offrono proprio questo: Sono quasi sempre a portata di mano, possono offrire interventi momentanei nelle crisi e fornire collegamenti con i sostenitori. In questo ambito sono state sviluppate applicazioni specifiche che attivano un aiuto immediato con pochi clic, forniscono suggerimenti automatici per affrontare le crisi o ricordano agli utenti le risorse personali. Alcuni programmi chiedono informazioni sull'umore a intervalli regolari e rispondono alle costellazioni di rischio con avvertimenti, istruzioni di sicurezza o collegamenti di emergenza.

Un'altra innovazione è l'inserimento di piani di crisi nelle applicazioni mobili. Questi piani - creati insieme ai terapeuti - includono segnali di allarme, fattori di protezione, obiettivi personali, strategie di sicurezza e persone da contattare. In situazioni acute, possono aiutare a interrompere i modelli di comportamento automatizzati e ad aprire nuove possibilità di azione. Le ricerche hanno dimostrato che questo supporto mobile ha un effetto positivo sulla sensazione di sicurezza e sulla gestione delle crisi, soprattutto tra i giovani adulti. Allo stesso tempo, c'è il rischio di essere sopraffatti se le persone colpite non si sentono supportate nel momento cruciale o se problemi tecnici impediscono l'accesso. Pertanto, l'integrazione continua di questi strumenti in un sistema di assistenza affidabile rimane essenziale.

3.5 Utilizzo nella terapia delle dipendenze e nella prevenzione delle ricadute

L'elevato rischio di ricaduta e il decorso episodico di molte dipendenze richiedono servizi di supporto continui e personalizzati. In questo caso, gli smartphone offrono una piattaforma che consente sia l'auto-osservazione che il feedback terapeutico in tempo reale. Gli utenti possono documentare il comportamento di consumo, registrare i fattori scatenanti, identificare le situazioni personali ad alto rischio e richiamare le strategie di coping.

Le applicazioni possono anche creare cicli di feedback in cui i successi vengono visualizzati e i piccoli passi avanti vengono rinforzati positivamente. Alcune applicazioni funzionano con sistemi di rinforzo, ad esempio attraverso ricompense virtuali o riconoscimenti sociali all'interno di gruppi digitali. Altre si basano su sistemi di allarme basati sulla localizzazione che inviano avvisi preventivi quando si entra in luoghi critici (esempio, un bar o un precedente luogo di consumo). L'efficacia di questi sistemi è particolarmente elevata quando sono collegati a obiettivi personalizzati e alla riflessione terapeutica.

La prevenzione digitale delle ricadute non funziona in modo isolato, ma come parte di un concetto di trattamento completo che combina interventi terapeutici, sociali e medici. Il suo maggior punto di forza è la presenza continua e la flessibilità con cui può rispondere alle esigenze della situazione.

3.6 Applicazioni nel campo della depressione, dei disturbi d'ansia e dei disturbi bipolari

La sintomatologia dei disturbi affettivi e d'ansia è particolarmente adatta alla registrazione e all'intervento con supporto digitale. La depressione è associata a un'alterazione dell'attività, all'insonnia, al ritiro sociale e a pensieri negativi, tutti elementi che possono essere osservati, documentati e affrontati terapeuticamente con gli smartphone. Molte persone depresse tendono a essere inattive, a evitare di socializzare e a perdere la loro struttura quotidiana. Le applicazioni che registrano le attività, fissano obiettivi, inviano promemoria o forniscono stimoli sociali possono interrompere questo processo.

Le esposizioni sono un elemento terapeutico centrale per i disturbi d'ansia. Le applicazioni digitali consentono di eseguire tali esercizi in modo vicino alla vita quotidiana, accompagnati da istruzioni, funzioni di valutazione e feedback. La terapia viene trasferita a contesti di vita reale e l'autoefficacia viene rafforzata.

Nel caso dei disturbi bipolari, l'attenzione si concentra sul rilevamento precoce dei cambiamenti di fase. I sistemi di monitoraggio digitale registrano i modelli di sonno, la frequenza vocale, il comportamento motorio e l'umore per individuare i primi segnali di allarme di episodi maniacali o depressivi. Gli studi iniziali dimostrano che le ricadute possono essere ridotte se questi dati vengono analizzati regolarmente e integrati nelle decisioni terapeutiche.

3.7 Raccolta di dati in tempo reale per piani di trattamento personalizzati

L'uso di smartphone per la raccolta continua di dati consente una forma di assistenza psichiatrica che si adatta ai cambiamenti in modo dinamico e individualizzato. A differenza dei piani di progressione standardizzati, la registrazione continua di umore, comportamento, attività e comunicazione consente di adattare la terapia in tempo reale.

Gli interventi terapeutici possono quindi essere personalizzati: I pazienti a rischio di astinenza ricevono un'attivazione sociale più intensa; i pazienti con un ciclo sonno-veglia instabile ricevono raccomandazioni comportamentali mirate o aggiustamenti dei farmaci. Anche la decisione di interventi di crisi, ricoveri o aggiustamenti del piano terapeutico farmacologico può essere presa con maggiore cognizione di causa grazie ai segnali digitali di allarme precoce.

Questo tipo di psichiatria personalizzata pone requisiti elevati in termini di analisi dei dati, interpretazione medica e responsabilità etica. La marea di dati deve essere filtrata, contestualizzata e valutata dal punto di vista medico: solo così si può creare un valore terapeutico aggiunto che consiste in un supporto piuttosto che in un monitoraggio.

3.8 Bibliografia (Capitolo 3)

Ben-Zeev, D., Scherer, E. A., Wang, R., Xie, H., & Campbell, A. T. (2015). Valutazione psichiatrica di nuova generazione: utilizzo di sensori per smartphone per monitorare il comportamento e la salute mentale. *Psychiatric Rehabilitation Journal, 38*(3), 218-226.
https://doi.org/10.1037/prj0000130

Firth, J., Torous, J., Carney, R., Newby, J. M., Cosco, T. D., Christensen, H., & Sarris, J. (2018). Le tecnologie digitali nel trattamento dell'ansia: recenti innovazioni e direzioni future. *Current Psychiatry Reports, 20*(6), 44.
https://doi.org/10.1007/s11920-018-0912-9

Firth, J., Torous, J., Nicholas, J., Carney, R., Pratap, A., Rosenbaum, S., & Sarris, J. (2017). L'efficacia degli interventi di salute mentale basati su smartphone per i sintomi depressivi: una meta-analisi di studi controllati randomizzati . *World Psychiatry, 16*(3), 287-298.
https://doi.org/10.1002/wps.20472

Huckvale, K., Nicholas, J., Torous, J. e Larsen, M. E. (2020). Applicazioni per smartphone per il trattamento delle condizioni di salute mentale: stato e considerazioni.

Current Opinion in Psychology, 36, 65-70. https://doi.org/10.1016/j.copsyc.2020.04.008

Naslund, J. A., Marsch, L. A., McHugo, G. J., & Bartels, S. J. (2015). Interventi emergenti di mHealth e eHealth per le malattie mentali gravi: una revisione della letteratura. *Journal of Mental Health, 24*(5), 321-332. https://doi.org/10.3109/09638237.2015.1019054

Nicholas, J., Larsen, M. E., Proudfoot, J., & Christensen, H. (2015). Applicazioni mobili per il disturbo bipolare: una revisione sistematica delle caratteristiche e della qualità dei contenuti. *Journal of Medical Internet Research, 17*(8), e198. https://doi.org/10.2196/jmir.4581

Pratap, A., Neto, E. C., Snyder, P., Steppe, B., Mooney, S. D., Menke, J., ... & Mohr, D. C. (2019). Indicatori di ritenzione negli studi sulla salute digitale a distanza: A cross-study evaluation of 100,000 participants. *npj Digital Medicine, 3*(1), 21. https://doi.org/10.1038/s41746-020-0224-8

Rohani, D. A., Faurholt-Jepsen, M., Kessing, L. V., & Bardram, J. E. (2018). Correlazioni tra caratteristiche comportamentali oggettive raccolte da dispositivi mobili e indossabili e sintomi di umore depressivo in pazienti con disturbi affettivi: revisione sistematica. *JMIR mHealth and uHealth, 6*(8), e165. https://doi.org/10.2196/mhealth.9691

Torous, J., Wisniewski, H., Liu, G., & Keshavan, M. (2018). Uso, preoccupazioni e benefici delle app per cellulari per la salute mentale: uno studio di indagine collaborativa. *JMIR Mental Health, 5*(1), e11715. https://doi.org/10.2196/mental.9441

Torous, J. e Firth, J. (2020). L'effetto placebo digitale: la salute mentale mobile incontra la psichiatria clinica. *The Lancet Psychiatry, 7*(1), 12-14. https://doi.org/10.1016/S2215-0366(19)30429-4

4. Evidenze scientifiche e situazione di studio

4.1 Panoramica degli studi empirici rilevanti

La ricerca scientifica sull'integrazione degli smartphone nell'assistenza psichiatrica è aumentata notevolmente negli ultimi dieci anni. Il numero di studi clinici, progetti pilota, osservazioni prospettiche e studi randomizzati controllati è cresciuto costantemente. Questi studi sono dedicati principalmente a tre questioni centrali: l'efficacia degli interventi digitali, la validità della raccolta passiva dei dati e l'accettazione di queste tecnologie da parte delle persone interessate.

Un esempio eclatante di studio clinicamente controllato è il progetto **"Mobile Assessment for the Prediction of Suicide (MAPS)"**, condotto presso la Harvard Medical School. L'obiettivo dello studio era sviluppare modelli predittivi del rischio di suicidio negli adolescenti utilizzando sensori per smartphone e indagini sull'umore. Sono stati raccolti dati su sonno, attività, comunicazione e autopercezione emotiva per diverse settimane. I risultati hanno mostrato che alcuni modelli digitali - come un'improvvisa riduzione dell'interazione sociale combinata con un aumento del tempo trascorso sullo schermo durante la notte - erano significativamente associati a un aumento del rischio di suicidio.

Un altro esempio è fornito dallo studio di **Ben-Zeev et al. (2017)** intitolato *CrossCheck*, in cui i pazienti con schizofrenia sono stati monitorati per un periodo di sei mesi utilizzando gli smartphone. Sono stati combinati sia i dati passivi (come il GPS e i profili di movimento) sia i dati attivi dell'utente (come le valutazioni dell'umore) per riconoscere precocemente le ricadute. Lo studio è riuscito a dimostrare che le ricadute sono spesso annunciate da una combinazione caratteristica di crescente isolamento, cambiamenti nel comportamento di movimento e cambiamenti nel comportamento di comunicazione.

Esistono anche studi ben fondati nel campo dei disturbi affettivi. Ad esempio, **Firth et al. (2017)** hanno analizzato l'efficacia degli interventi digitali per la depressione in una meta-analisi su larga scala. Dei 18 studi randomizzati inclusi, 14 hanno mostrato miglioramenti significativi dei sintomi depressivi rispetto ai gruppi di controllo. Le app basate sui principi della terapia cognitivo-comportamentale e che fornivano contenuti interattivi e personalizzati sono risultate particolarmente efficaci.

Per quanto riguarda i disturbi d'ansia, va segnalato lo studio randomizzato e controllato di **Ly et al. (2014)**, in cui oltre 80 partecipanti con ansia sociale hanno utilizzato un'applicazione per smartphone che comprendeva esercizi di esposizione, training di mindfulness e moduli psicoeducativi. L'intervento ha portato a una riduzione significativa dei sintomi dell'ansia ed è stato giudicato utile e praticabile dalla maggior parte dei partecipanti.

4.2 Efficacia degli interventi digitali rispetto alla terapia tradizionale

Il confronto diretto tra interventi basati su smartphone e psicoterapia tradizionale solleva complesse questioni metodologiche e teoriche. Il dato più importante emerso dalle ricerche condotte finora è che gli interventi digitali sono particolarmente efficaci quando non vengono utilizzati in modo isolato, ma sono inseriti in un concetto terapeutico globale.

In uno studio di revisione comparativa, **Andersson e Titov (2014)** hanno dimostrato che le terapie cognitivo-comportamentali basate su Internet e smartphone per i disturbi depressivi da lievi a moderati possono raggiungere dimensioni di effetto nella gamma delle terapie tradizionali faccia a faccia, a condizione che i programmi includano una forma di supporto da parte di uno specialista.

Lo **studio MooDFit** di Nicholas et al. (2020), in cui un'app di supporto al trattamento della depressione è stata confrontata con un gruppo di attesa puro, fornisce un risultato interessante. Il gruppo di intervento ha mostrato una riduzione dei sintomi significativamente maggiore, ma gli effetti erano stabili solo se l'app veniva utilizzata regolarmente e abbinata a un contatto terapeutico.

Un esempio notevole di intervento completamente digitale è lo **studio "Sleepio"** sul trattamento dell'insonnia nei pazienti depressi. Qui è stato dimostrato che la terapia cognitivo-comportamentale per la regolazione del sonno sotto forma di app ha migliorato significativamente la qualità del sonno e ha ridotto indirettamente i sintomi depressivi, un effetto che era ancora rilevabile sei mesi dopo la fine dell'intervento.

Questi studi chiariscono che gli interventi digitali - se attentamente pianificati e supportati - possono essere terapeuticamente efficaci. Tuttavia, essi richiedono un elevato livello di coinvolgimento dell'utente e il loro impatto dipende fortemente dalla qualità dei contenuti, dall'usabilità delle applicazioni e dal contesto terapeutico.

4.3 Analisi di meta-analisi e revisioni sistematiche

Diverse meta-analisi forniscono valutazioni sintetiche dell'efficacia degli interventi digitali, in particolare quelli basati su smartphone. Nella meta-analisi di **Firth et al. (2017)**, che ha esaminato 18 studi sui sintomi depressivi, sono state riscontrate dimensioni di effetto medie (Cohen's $d = 0{,}33$), in base alle quali i programmi con contenuti psicoterapeutici attivi sono risultati significativamente più efficaci rispetto alle applicazioni puramente informative.

In una revisione sistematica, **Linardon et al. (2019)** hanno analizzato 66 studi sugli interventi via smartphone per vari disturbi mentali. Sono giunti alla conclusione che la massima efficacia è stata raggiunta con le app che combinavano feedback personalizzati, strategie terapeutiche comportamentali e tracciamento dei dati dell'utente. L'effetto era minore per i contenuti puramente educativi o consumati passivamente.

In un'altra meta-analisi di **Torous et al. (2020)**, sono stati esaminati i risultati di 97 programmi digitali per il trattamento di ansia e depressione. Gli autori sono giunti alla conclusione che gli "interventi adattivi just-in-time" (JITAI), ossia i programmi che rispondono ai dati in tempo reale, sono particolarmente efficaci e lungimiranti. Tuttavia, è stata anche sottolineata la qualità metodologica inadeguata di molti studi.

4.4 Limiti delle prove e sfide metodologiche

Nonostante una banca dati in crescita, molte domande rimangono senza risposta. Il gran numero di studi è associato a un'altrettanto grande eterogeneità metodologica: Procedure diagnostiche diverse, disegni di studio variabili, gruppi target fortemente divergenti e incoerenze nell'implementazione tecnica rendono difficile una valutazione sistematica dei risultati.

Un problema fondamentale è l'alto tasso di abbandono in molti studi. Gli utenti spesso abbandonano i programmi digitali prima del tempo: in alcuni studi, il tasso di abbandono è superiore al 50%. Ciò solleva interrogativi sulla facilità d'uso, sulla rilevanza emotiva dei contenuti e sulla motivazione all'auto-aiuto. Inoltre, molti studi mancano di osservazioni a lungo termine. Solo pochi studi registrano il successo del trattamento per più di sei mesi, il che rende molto più difficile valutare la sostenibilità.

Inoltre, la maggior parte degli studi viene condotta in condizioni ottimali, ovvero con soggetti particolarmente motivati, supporto tecnico e punti di contatto regolari. La trasferibilità di questi risultati alla pratica clinica quotidiana, dove gli interventi digitali sono spesso utilizzati senza supervisione, è limitata.

4.5 Discussione di casi clinici

Un caso di studio esemplare riguarda una donna di 27 anni con un disturbo d'ansia generalizzato che ha utilizzato un'app basata sulla terapia comportamentale su mentre era in attesa di un posto in terapia. Grazie agli esercizi quotidiani di esposizione, al training di mindfulness e all'opportunità di documentare i suoi schemi d'ansia, è stata in grado di fare i primi progressi e di lavorare in modo più specifico su aree problematiche specifiche nella successiva psicoterapia. L'applicazione è servita da ponte per la terapia.

Un altro esempio è quello di un uomo di 45 anni affetto da disturbo bipolare che registrava regolarmente la durata del sonno, l'umore e i livelli di energia utilizzando un'app. In collaborazione con l'assistenza medica, l'ipomania è stata riconosciuta precocemente, con conseguente adeguamento tempestivo dei farmaci. Il sistema digitale di allarme precoce ha permesso di evitare il ricovero in ospedale.

Anche nella prevenzione dei suicidi si possono osservare casi eclatanti. Ad esempio, un giovane con pensieri suicidi ricorrenti è stato dimesso dopo un intervento di crisi ospedaliera con un'app che comprendeva un diario digitale di emergenza, un collegamento diretto al centro di consulenza e un modulo di coping creato individualmente. L'app ha aiutato la persona interessata a identificare per tempo i sintomi della crisi e a cercare aiuto in una fase precoce.

Questi casi individuali mostrano come l'uso di strumenti digitali possa essere integrato in modo significativo nei processi di trattamento clinico, a condizione che siano personalizzati e supportati professionalmente.

4.6 Bibliografia (Capitolo 4)

Andersson, G. e Titov, N. (2014). Vantaggi e limiti degli interventi basati su Internet per i disturbi mentali comuni. *World Psychiatry, 13*(1), 4-11.
https://doi.org/10.1002/wps.20083

Ben-Zeev, D., Brian, R. M., Wang, R., Wang, W., Campbell, A. T., & Aung, M. H. (2017). CrossCheck: integrazione di self-report, rilevamento comportamentale e uso dello smartphone per identificare indicatori digitali di ricaduta psicotica. *Psychiatric Rehabilitation Journal, 40*(3), 266-275. https://doi.org/10.1037/prj0000243

Firth, J., Torous, J., Nicholas, J., Carney, R., Rosenbaum, S., & Sarris, J. (2017). L'efficacia degli interventi di salute mentale basati su smartphone per i sintomi depressivi: una meta-analisi di studi randomizzati controllati. *World Psychiatry, 16*(3), 287-298. https://doi.org/10.1002/wps.20472

Linardon, J., Cuijpers, P., Carlbring, P., Messer, M., & Fuller-Tyszkiewicz, M. (2019). L'efficacia degli interventi con smartphone supportati da app per i problemi di salute mentale: una meta-analisi di studi randomizzati controllati. *World Psychiatry, 18*(3), 325-336. https://doi.org/10.1002/wps.20673

Ly, K. H., Trüschel, A., Jarl, L., Magnusson, S., Windahl, T., Johansson, R., & Andersson, G. (2014). Attivazione comportamentale versus trattamento di auto-aiuto guidato basato sulla mindfulness somministrato attraverso un'applicazione per smartphone: uno studio randomizzato controllato. *BMJ Open, 4*(1), e003440. https://doi.org/10.1136/bmjopen-2013-003440

Nicholas, J., Larsen, M. E., Proudfoot, J., & Christensen, H. (2015). Applicazioni mobili per il disturbo bipolare:

una revisione sistematica delle caratteristiche e della qualità dei contenuti. *Journal of Medical Internet Research, 17*(8), e198. https://doi.org/10.2196/jmir.4581

Nicholas, J., Shilton, K., Schueller, S. M., & Torous, J. (2020). Il ruolo degli interventi adattativi digitali just-in-time nella depressione: una scoping review. *Journal of Technology in Behavioural Science, 5*(4), 415-423. https://doi.org/10.1007/s41347-020-00161-6

Pratap, A., Neto, E. C., Snyder, P., Steppe, B., Mooney, S. D., Menke, J., ... & Mohr, D. C. (2019). Indicatori di ritenzione negli studi sulla salute digitale a distanza: A cross-study evaluation of 100,000 participants. *npj Digital Medicine, 2*, 21. https://doi.org/10.1038/s41746-019-0128-9

Torous, J., Lipschitz, J., Ng, M., & Firth, J. (2020). Tassi di abbandono negli studi clinici sulle applicazioni per smartphone per i sintomi depressivi: una revisione sistematica e una meta-analisi. *Journal of Affective Disorders, 263*, 413-419. https://doi.org/10.1016/j.jad.2019.10.019

Torous, J., Wisniewski, H., Bird, B., Carpenter, E., David, G., Elejalde, E., ... & Keshavan, M. (2019). Creazione di un'app per smartphone per la salute digitale e di una piattaforma di fenotipizzazione digitale per la salute mentale e le diverse esigenze sanitarie: un approccio interdisciplinare e collaborativo. *Journal of Technology in Behavioural Science, 4*, 73-85. https://doi.org/10.1007/s41347-019-00095-6

5. Protezione dei dati, etica e condizioni quadro legali

5.1 Requisiti di protezione dei dati nell'UE e a livello internazionale

L'uso degli smartphone nell'assistenza psichiatrica comporta inevitabilmente una notevole quantità di dati personali sensibili. Questi dati non riguardano solo le diagnosi mediche, ma includono anche modelli comportamentali, cronologie di localizzazione, comportamenti di comunicazione, stati emotivi e talvolta anche intimità di pensiero e sentimento. Nello spazio giuridico europeo, il trattamento di tali informazioni è soggetto a norme rigorose, disciplinate in particolare dal Regolamento generale sulla protezione dei dati (GDPR). Ai sensi dell'articolo 9 del GDPR, i dati sanitari sono considerati "categorie speciali di dati personali" e sono soggetti a uno standard di protezione particolarmente elevato. Il loro trattamento è consentito solo a condizioni rigorose, ad esempio sulla base di un consenso esplicito, per il trattamento medico o per tutelare interessi vitali.

Il consenso deve essere volontario, informato e non ambiguo. Ciò significa che i pazienti non solo devono essere informati su quali dati vengono raccolti, ma anche su come vengono archiviati, elaborati e, se necessario, trasmessi. Questa trasparenza non è sempre garantita, soprattutto nel caso di applicazioni mobili distribuite tramite app store e gestite da fornitori commerciali. In molti casi, gli utenti non sanno quali fornitori terzi hanno accesso ai loro dati, per quanto tempo vengono conservati o per quali scopi vengono valutati, ad esempio per analisi pubblicitarie, ottimizzazione dei prodotti o ricerca.

Al di fuori dell'Europa, in alcuni casi gli standard legali sono molto meno rigidi. Negli Stati Uniti, ad esempio, l'Health Insurance Portability and Accountability Act (HIPAA) è considerato autorevole, ma non copre tutti i fornitori digitali e offre diritti di protezione meno completi. In molti altri Paesi non esistono normative specifiche sulla protezione dei dati nel settore sanitario. Queste differenze non solo rendono più difficile la ricerca transfrontaliera, ma sollevano anche la questione della misura in cui i malati mentali sono adeguatamente protetti quando utilizzano le app disponibili a livello internazionale.

5.2 Etica del tracciamento digitale in aree mediche sensibili

La raccolta, la valutazione e l'interpretazione algoritmica di dati comportamentali di rilevanza psichiatrica da parte degli smartphone non è solo un problema legale, ma soprattutto etico. La domanda centrale è: come si può conciliare la tutela dell'integrità psicologica con le possibilità dell'innovazione digitale?

L'autonomia è un principio etico centrale nel contesto medico. Presuppone la capacità e la possibilità di prendere decisioni su se stessi, anche e soprattutto in relazione al trattamento delle informazioni personali. Nello spazio digitale, tuttavia, questa autonomia è a rischio, ad esempio a causa di algoritmi non trasparenti, conoscenze asimmetriche tra fornitori e utenti o sottili forme di controllo comportamentale ("nudging"). Ci si chiede se una persona che soffre di un grave episodio depressivo sia effettivamente in grado di prendere una decisione informata sulla divulgazione dei propri dati - o se vi sia un sovraccarico strutturale che rende necessaria una protezione speciale.

Un altro principio etico fondamentale è quello di non nuocere. Esso obbliga tutte le parti coinvolte a non causare danni con le loro azioni. Nel contesto digitale, il danno può essere causato non solo dalla fuga di dati o dall'uso improprio, ma anche da analisi errate, avvisi falsi positivi o stigmatizzazione algoritmica. Se, ad esempio, un'app diagnostica erroneamente un episodio maniacale o accusa un paziente di comportamento suicida, ciò può avere gravi conseguenze sociali, psicologiche e persino legali.

Infine, va considerato anche il principio di giustizia: non tutte le persone hanno lo stesso accesso ai servizi digitali, ad esempio a causa di barriere socio-economiche, linguistiche o tecniche. Una digitalizzazione non ponderata dell'assistenza psichiatrica può rafforzare le disuguaglianze esistenti se i gruppi vulnerabili sono sistematicamente esclusi o non ricevono pari accesso all'aiuto terapeutico.

5.3 Responsabilità legale di medici, sviluppatori e pazienti

La questione della responsabilità legale nel contesto della psichiatria digitale non è ancora stata sufficientemente chiarita. Riguarda diversi attori: gli specialisti curanti, gli sviluppatori del software e gli stessi utenti. I medici sono soggetti all'obbligo professionale di fornire diagnosi e trattamenti accurati. Se si basano su dati digitali, ad esempio per valutare i progressi di un paziente o per prescrivere farmaci, si assumono la responsabilità medica. Allo stesso tempo, non devono affidarsi ciecamente ai risultati di app o algoritmi, ma devono riflettere criticamente sulla loro validità e classificarli nel contesto della loro valutazione clinica.

Gli sviluppatori di software, invece, sono responsabili della funzionalità tecnica, della trasparenza del trattamento dei dati e della conformità agli standard di protezione dei dati applicabili. Nell'UE, ai dispositivi medici si applicano requisiti rigorosi ai sensi del Regolamento (UE) 2017/745 (MDR), in vigore dal 2021. Le applicazioni digitali che soddisfano scopi diagnostici o terapeutici devono soddisfare questi criteri, che comprendono test clinici, valutazione dei rischi e certificazione.

Per i pazienti, resta da chiedersi in che misura essi stessi siano responsabili dell'uso dei servizi digitali. Possono essere ritenuti responsabili se manipolano un'app, inseriscono dati errati o ignorano gli avvisi? In pratica, ciò dipende da molti fattori, come il grado di autocontrollo, l'obbligo di informazione da parte dei curanti e il caso specifico. In generale, tuttavia, la responsabilità deve risiedere dove si trova il potere decisionale, e nello spazio digitale spesso non è del paziente, ma dei gestori della piattaforma.

5.4 Sovranità digitale e consenso informato

Sovranità digitale significa poter controllare i propri dati, i processi di comunicazione e le identità digitali. È una condizione necessaria per un uso responsabile degli smartphone nel trattamento psichiatrico. Tuttavia, questa sovranità non può essere data per scontata. Molte applicazioni richiedono diritti di accesso completi che vanno ben oltre quanto necessario per il trattamento medico. Altre rendono praticamente impossibile comprendere le condizioni di utilizzo dei dati in forma comprensibile.

Il consenso informato, requisito fondamentale per qualsiasi intervento medico, sta diventando sempre più una sfida nel contesto digitale. Richiede che le persone interessate capiscano a cosa stanno acconsentendo. Tuttavia, la complessità dei processi tecnici, le dinamiche dei modelli basati sui dati e la struttura aziendale spesso opaca che sta dietro a molte app rendono questo compito molto più difficile. Per evitare che il consenso informato degeneri in una vuota formalità, sono necessari formati informativi chiari, comprensibili e strutturati, idealmente combinati con opzioni di consultazione personalizzate.

Misure di protezione speciali dovrebbero essere applicate ai gruppi vulnerabili, come i minori, le persone con disabilità cognitive o in crisi mentale acuta. In questo caso il consenso formale non è sufficiente; è necessaria un'architettura di protezione completa che unisca gli standard tecnici, legali e medico-etici.

5.5 Rischi di abuso e manipolazione

La digitalizzazione della psichiatria non solo apre nuove opzioni di trattamento, ma anche nuovi obiettivi di abuso. Ad esempio, i dati comportamentali - come la cronologia degli spostamenti, le abitudini di comunicazione o gli stati emotivi - possono essere utilizzati per creare profili dettagliati della personalità, ad esempio da compagnie assicurative, datori di lavoro o pubblicitari. Anche il rischio di influenza politica o ideologica attraverso la diffusione di informazioni personalizzate ("digital nudging") è reale, soprattutto per le persone con una maggiore vulnerabilità psicologica.

Un altro problema è la discriminazione algoritmica: Se i sistemi supportati dall'IA vengono addestrati sulla base di dati sbilanciati, alcuni gruppi - come le persone con un background migratorio, le persone non binarie o le persone con malattie mentali croniche - possono essere sistematicamente svantaggiati o giudicati in modo errato. Tali distorsioni sono difficili da riconoscere e ancor più da correggere, poiché il funzionamento di molti algoritmi è considerato un segreto commerciale.

Infine, ma non meno importante, c'è il rischio di una manipolazione mirata: le app possono essere progettate per orientare il comportamento dell'utente in una certa direzione, ad esempio attraverso sistemi di ricompensa, indicazioni ripetute o design visivo. In un contesto terapeutico, questo può essere utile - ad esempio per sostenere il cambiamento comportamentale - ma senza un controllo etico, c'è il rischio di oltrepassare i limiti, soprattutto se sono coinvolti interessi commerciali.

5.6 Bibliografia (Capitolo 5)

Beauchamp, T. L., & Childress, J. F. (2019). *Principi di etica biomedica* (8a ed.). Oxford University Press.

Unione europea. (2016). *Regolamento (UE) 2016/679 del Parlamento europeo e del Consiglio del 27 aprile 2016 (Regolamento generale sulla protezione dei dati)*. Gazzetta ufficiale dell'Unione europea, L119, 1-88. https://eur-lex.europa.eu/eli/reg/2016/679/oj

Unione Europea. (2017). *Regolamento (UE) 2017/745 del Parlamento europeo e del Consiglio del 5 aprile 2017 sui dispositivi medici (MDR)*. Gazzetta ufficiale dell'Unione europea, L117, 1-175. https://eur-lex.europa.eu/eli/reg/2017/745/oj

Fiske, A., Henningsen, P., & Buyx, A. (2019). Il tuo terapeuta robot ti vedrà ora: implicazioni etiche dell'intelligenza artificiale incarnata in psichiatria, psicologia e psicoterapia. *Journal of Medical Internet Research, 21*(5), e13216. https://doi.org/10.2196/13216

Morley, J., Floridi, L., Kinsey, L., & Elhalal, A. (2020). Da cosa a come: Una prima revisione degli strumenti, dei metodi e della ricerca sull'etica dell'IA disponibili pubblicamente per tradurre i principi in pratiche. *Science and Engineering Ethics, 26*(4), 2141-2168. https://doi.org/10.1007/s11948-019-00165-5

Shen, N., Levitan, M. J., Johnson, A., Bender, J. L., Hamilton-Page, M., Jadad, A. R., & Wiljer, D. (2019). Trovare un'app per la depressione: Una revisione e un'analisi dei contenuti del mercato delle app per la depressione. *JMIR mHealth and uHealth, 7*(1), e12569. https://doi.org/10.2196/12569

Torous, J., Myrick, K. J., Rauseo-Ricupero, N., & Firth, J. (2020). Salute mentale digitale e COVID-19: usare la tecnologia oggi per accelerare la curva dell'accesso e della qualità domani. *JMIR Mental Health, 7*(3), e18848. https://doi.org/10.2196/18848

Tovino, S. A. (2019). La norma HIPAA sulla privacy e la protezione delle cartelle cliniche sulla salute mentale. *University of Cincinnati Law Review, 87*(2), 513-544. https://scholarship.law.uc.edu/uclr/vol87/iss2/6

Wykes, T., Lipshitz, J., & Schueller, S. M. (2019). Verso la progettazione di standard etici relativi alla salute mentale digitale e a tutte le sue applicazioni. *Current Treatment Options in Psychiatry, 6*(3), 232-242. https://doi.org/10.1007/s40501-019-00179-1

Zarsky, T. Z. (2016). Incompatibile: il GDPR nell'era dei big data. *Seton Hall Law Review, 47*(4), 995-1020. https://scholarship.shu.edu/shlr/vol47/iss4/2

6. Opportunità e rischi dell'uso degli smartphone in psichiatria

6.1 Vantaggi per pazienti, terapeuti e istituzioni

L'uso degli smartphone nell'assistenza psichiatrica offre una serie di vantaggi efficaci a diversi livelli. A livello individuale, l'accesso alle informazioni, al supporto e alla consulenza terapeutica è notevolmente migliorato. In molti Paesi - e anche in Europa - c'è ancora una notevole carenza di cure per le malattie mentali. I lunghi tempi di attesa, la distribuzione regionale disomogenea dei professionisti della salute mentale e la persistente stigmatizzazione dei disturbi mentali fanno sì che molti malati non cerchino aiuto professionale o lo facciano solo in una fase molto avanzata. Gli smartphone possono contrastare almeno in parte questi deficit strutturali, offrendo un supporto a bassa soglia indipendentemente dal luogo, dall'ora del giorno o dal sistema di assistenza.

Questo comporta molti vantaggi per i pazienti: possono accedere ai servizi di supporto in modo autodeterminato e flessibile, ricevere un feedback immediato sulle loro condizioni e partecipare attivamente al processo di cura. In particolare, le persone con disturbi ricorrenti o cronici - come la depressione , i disturbi d'ansia o i disturbi bipolari - traggono vantaggio dalla possibilità di registrare costantemente i propri sintomi, documentare i primi segnali di allarme e praticare regolarmente strategie di coping. Numerosi studi dimostrano che gli strumenti digitali possono aumentare l'aderenza alla terapia, migliorare l'accettazione della malattia e rafforzare il senso di autoefficacia, un fattore terapeutico spesso trascurato dalla psichiatria tradizionale.

Per i terapeuti, i sistemi di monitoraggio digitale ampliano le possibilità di azione diagnostica e terapeutica. La raccolta continua di dati come i livelli di attività, i modelli di sonno, gli stati d'animo e il comportamento di ritiro sociale fornisce nuovi spunti di riflessione sulla vita quotidiana delle persone colpite. Queste informazioni integrano il quadro che emerge nel dialogo terapeutico con risultati vicini alla vita quotidiana, oggettivati e spesso con un'alta risoluzione temporale. Ciò consente di riconoscere sviluppi che potrebbero essere rimasti nascosti nel setting terapeutico, come il graduale deterioramento, il crescente isolamento o i segni di una crisi imminente.

Esiste anche un notevole potenziale a livello istituzionale. Le cliniche, i centri di cura e le strutture ambulatoriali possono utilizzare i programmi digitali per aumentare la portata dei loro servizi, ridurre i tempi di attesa e rendere più flessibili i modelli di assistenza. Nell'assistenza post-ospedaliera , ad esempio, gli smartphone consentono una prevenzione strutturata delle ricadute che può essere mantenuta anche dopo la dimissione dall'ospedale. Anche la cooperazione telematica, i sistemi di documentazione integrati e le funzioni di monitoraggio automatizzate facilitano il coordinamento tra i diversi livelli di assistenza. Infine, ma non meno importante, i dati digitali costituiscono una base preziosa per la ricerca sanitaria, al fine di comprendere meglio i bisogni, la progressione e l'efficacia e di ricavare interventi mirati.

6.2 Rischi del monitoraggio e dell'auto-ottimizzazione

L'aumento della trasparenza e del controllo reso possibile dagli smartphone comporta anche un grave rischio: la linea di demarcazione tra l'utile auto-osservazione e l'oneroso auto-monitoraggio si fa labile. Soprattutto in un clima sociale che enfatizza le prestazioni, l'efficienza e l'autocontrollo, l'uso di applicazioni digitali per la salute può involontariamente portare a un aumento dello stress psicologico che in realtà dovrebbero alleviare.

Un problema centrale è la tendenza all'auto-tracciamento permanente. Gli utenti ricevono un feedback minuto per minuto sul loro comportamento: Quanti passi sono stati fatti, quante ore si è dormito, quante volte è stato sbloccato il cellulare, quanto regolarmente sono stati inseriti gli stati emotivi? Questo feedback costante può portare a un bisogno ossessivo di controllo. Invece di tranquillizzare, l'app contribuisce ad aumentare l'ansia, il senso di colpa o l'insoddisfazione. Le persone affette da disturbo ossessivo-compulsivo, disturbi somatoformi o autovalutazione perfezionista sono particolarmente a rischio di cadere in una spirale di sorveglianza, autocritica e richieste eccessive.

C'è anche il rischio che le naturali fluttuazioni dell'esperienza vengano patologizzate. Un breve calo dell'umore, una diminuzione dell'attività o un sonno agitato possono essere interpretati dalle app come segnali di allarme senza tenere conto del contesto della situazione. Questo comporta falsi allarmi, incertezza e, nel peggiore dei casi, un'escalation dei sintomi. La costante gestione dei rischi potenziali può distorcere la percezione della propria esperienza, portare a un'immagine di sé medicalizzata e indebolire la capacità di autoregolazione.

Inoltre, il legame tra salute e tecnologia promuove un'immagine dell'umanità che ritrae la salute mentale come il risultato di sforzi individuali di ottimizzazione. Chi non è "sano", quindi, non ha fatto abbastanza esercizio fisico, non si è allenato regolarmente, non ha vissuto una vita abbastanza disciplinata. Questa logica contraddice la natura della malattia mentale, che non è causata dalla forza di volontà, ma da complessi fattori biopsicosociali - e quindi richiede un supporto professionale.

6.3 Dipendenza da dispositivi e fiducia tecnologica

Con la crescente integrazione delle applicazioni digitali nella vita quotidiana dei pazienti, cresce anche la dipendenza dalla tecnologia. Molti utenti sviluppano una forte fiducia nelle loro applicazioni, affidandosi a promemoria, feedback o diagnosi automatiche. Questo sviluppo comporta diversi rischi: In primo luogo, può indebolire l'autoconsapevolezza intuitiva. Se il dispositivo dice che l'umore è buono, anche se l'utente si sente vuoto, cosa vale? La propria esperienza o l'algoritmo?

D'altra parte, un guasto tecnologico - ad esempio a causa di un errore del software, di un'interruzione di corrente o di un problema di aggiornamento - può scatenare una crisi per gli utenti altamente dipendenti. In particolare, le persone con legami insicuri, paura di perdere il controllo o un forte bisogno di sicurezza reagiscono all'interruzione dei sistemi digitali con sopraffazione, impotenza o addirittura panico. In questi casi, diventa chiaro fino a che punto la percezione del proprio stato mentale sia diventata legata al feedback digitale.

Anche il rapporto terapeutico di fiducia può essere modificato dalla dipendenza tecnologica. Se i pazienti orientano sempre più la loro percezione verso i dati digitali e percepiscono la loro valutazione come oggettiva, la parola del terapeuta viene messa sotto pressione per giustificarsi. Allo stesso tempo, cresce la tentazione di non esprimere più direttamente i propri sentimenti, ma solo di rifletterli attraverso l'interfaccia digitale, ad esempio con diagrammi, visualizzazioni di stati d'animo o curve. Di conseguenza, la relazione terapeutica perde profondità e vitalità.

6.4 Influenza sulla relazione terapeutica e sul setting

L'integrazione degli smartphone nel trattamento psichiatrico non cambia solo il contenuto della terapia, ma anche il setting, cioè la cornice simbolica e pratica in cui si svolge il lavoro terapeutico. Questi cambiamenti riguardano la relazione tra terapeuta e paziente, le forme di comunicazione, le strutture temporali e l'assegnazione dei ruoli.

Nel setting terapeutico classico esiste un quadro chiaro: I colloqui si svolgono in uno spazio protetto, a orari fissi e in condizioni chiaramente definite. Questo contesto crea sicurezza, impegno e uno spazio ritualizzato per il cambiamento. L'integrazione di elementi digitali, come i messaggi di feedback quotidiani su , i messaggi di testo spontanei o i compiti supportati dalle app, dissolve in parte questa struttura. La terapia diventa più frammentata, informale e spesso meno ritualizzata. Ciò può essere positivo, ad esempio grazie alla maggiore flessibilità e all'integrazione nella vita quotidiana, ma può anche generare confusione: Quando inizia e quando finisce la terapia? Cosa fa parte del trattamento e cosa appartiene alla sfera privata?

Anche i ruoli stanno cambiando: il terapeuta sta diventando un moderatore digitale, il paziente un fornitore di dati. Alcuni pazienti sperimentano un maggiore controllo, mentre altri lo trovano un sollievo. Per il successo della terapia è fondamentale che questi cambiamenti vengano riflessi e discussi. Solo così è possibile creare una nuova forma di relazione terapeutica che integri il digitale senza perdere l'elemento umano.

6.5 Gestione del rischio e meccanismi di protezione

La gestione sistematica dei rischi è un aspetto fondamentale dell'uso responsabile degli smartphone in psichiatria. Ciò inizia con la selezione e la raccomandazione di applicazioni adeguate. Idealmente, dovrebbero essere utilizzati solo programmi valutati, documentati in modo trasparente e validati dal punto di vista medico da organismi indipendenti. Criteri di qualità come la protezione dei dati, basati sull'evidenza, la facilità d'uso e l'accessibilità dovrebbero essere un dato di fatto.

Inoltre, le informazioni di accompagnamento sono essenziali. I pazienti devono capire quali funzioni svolge un'applicazione, quali dati vengono raccolti, come vengono interpretati e quali sono le conseguenze. Queste informazioni non devono essere fornite una tantum, ma devono essere integrate nel lavoro terapeutico. Ad esempio, le irritazioni causate dai messaggi di avvertimento, le incomprensioni sulle curve di progressione o le aspettative gonfiate dell'app possono essere affrontate e gestite attraverso il dialogo.

A livello strutturale, le istituzioni dovrebbero sviluppare le proprie strategie per gestire gli strumenti digitali. Queste includono la formazione del personale, le linee guida per l'integrazione nei processi di cura, i meccanismi di garanzia della qualità e le consultazioni etiche su questioni difficili.

Infine, ma non meno importante, è necessaria una legislazione che crei standard vincolanti, meccanismi di protezione e chiarezza sulle responsabilità per l'uso delle applicazioni sanitarie digitali nel settore psichiatrico.

6.6 Bibliografia (Capitolo 6)

Baumeister, H. e Montag, C. (2019). Fenotipizzazione digitale e rilevamento mobile per la salute mentale: progressi attuali e direzioni future. *Current Opinion in Psychology, 36*, 6-11. https://doi.org/10.1016/j.copsyc.2020.03.003

Becker, T., Kilian, R. e Amaddeo, F. (2020). La sfida della riforma della salute mentale in Europa: un bilancio dei recenti sviluppi. *Archivi europei di psichiatria e neuroscienze cliniche, 270*(2), 129-135. https://doi.org/10.1007/s00406-020-01114-0

Fiske, A., Henningsen, P., & Buyx, A. (2019). Il tuo terapeuta robot ti vedrà ora: implicazioni etiche dell'intelligenza artificiale incarnata in psichiatria, psicologia e psicoterapia. *Journal of Medical Internet Research, 21*(5), e13216. https://doi.org/10.2196/13216

Kerst, A., Zielasek, J., & Gaebel, W. (2020). Applicazioni per smartphone per la depressione: una revisione sistematica della letteratura e un'indagine sull'atteggiamento degli operatori sanitari nei confronti del loro utilizzo nella pratica clinica. *Archivi Europei di Psichiatria e Neuroscienze Cliniche, 270*(2), 139-152. https://doi.org/10.1007/s00406-018-0974-3

Luxton, D. D., June, J. D. e Fairall, J. M. (2012). Social media e suicidio: una prospettiva di salute pubblica. *American Journal of Public Health, 102*(S2), S195-S200. https://doi.org/10.2105/AJPH.2011.300608

Marsch, L. A., Lord, S. E. e Dallery, J. (2015). Behavioural healthcare and technology: Using science-based innovations to transform practice. Oxford University Press.

Montag, C., Sindermann, C. e Baumeister, H. (2020). La fenotipizzazione digitale nelle scienze psicologiche e mediche: una riflessione sui prerequisiti necessari per ridurre i danni e aumentare i benefici. *Current Opinion in Psychology, 36*, 19-24. https://doi.org/10.1016/j.copsyc.2020.03.005

Morley, J., Floridi, L., Kinsey, L., & Elhalal, A. (2020). Da cosa a come: Una prima revisione degli strumenti, dei metodi e della ricerca sull'etica dell'IA disponibili pubblicamente per tradurre i principi in pratiche. *Science and Engineering Ethics, 26*(4), 2141-2168. https://doi.org/10.1007/s11948-019-00165-5

Torous, J., Lipschitz, J., Ng, M., & Firth, J. (2020). Tassi di abbandono negli studi clinici sulle applicazioni per smartphone per i sintomi depressivi: una revisione sistematica e una meta-analisi. *Journal of Affective Disorders, 263*, 413-419. https://doi.org/10.1016/j.jad.2019.10.019

Wykes, T., Lipshitz, J., & Schueller, S. M. (2019). Verso la progettazione di standard etici relativi alla salute mentale digitale e a tutte le sue applicazioni. *Current Treatment Options in Psychiatry, 6*(3), 232-242.
https://doi.org/10.1007/s40501-019-00179-1

Zarsky, T. Z. (2016). Incompatibile: il GDPR nell'era dei big data. *Seton Hall Law Review, 47*(4), 995-1020.
https://scholarship.shu.edu/shlr/vol47/iss4/2

7. Cooperazione interdisciplinare e integrazione tecnica

7.1 Cooperazione tra psichiatria, psicologia, informatica e design

L'integrazione degli smartphone nell'assistenza psichiatrica non è solo un compito medico o tecnologico. Piuttosto, richiede la collaborazione attiva di diverse discipline le cui prospettive, competenze e modi di pensare si completano a vicenda. Questa cooperazione interdisciplinare non è solo utile, ma assolutamente necessaria, poiché le applicazioni psichiatriche sono soggette a particolari requisiti etici, comunicativi e di progettazione.

Dal punto di vista della psichiatria e della psicologia, l'attenzione si concentra sui bisogni individuali del paziente, sui criteri diagnostici, sugli obiettivi terapeutici e sulla gestione delle relazioni. Gli specialisti di questi settori contribuiscono con la loro conoscenza delle malattie mentali, del loro decorso, delle condizioni sociali contestuali e delle strategie terapeutiche. Le loro valutazioni sono fondamentali per la selezione di contenuti adeguati, la formulazione di feedback sensibili e l'inserimento dell'applicazione digitale in contesti terapeutici reali.

L'informatica, invece, garantisce la fattibilità tecnica, la protezione e la sicurezza dei dati, l'architettura del sistema e l'implementazione degli algoritmi. Senza di essa non sarebbe possibile né la raccolta né l'elaborazione di grandi quantità di dati. Allo stesso tempo, il suo contributo non è puramente funzionale: la selezione dei parametri di raccolta dei dati, la strutturazione dei flussi di dati e la progettazione della logica di feedback sono altamente efficaci - e quindi anche eticamente significativi.

Una terza area, spesso sottovalutata, è quella della progettazione delle interfacce, ovvero la progettazione incentrata sull'uomo delle interazioni con i sistemi digitali. I progettisti UX hanno il compito di garantire che le applicazioni non solo funzionino, ma siano anche intuitive da usare, esteticamente piacevoli, cognitivamente rilassanti ed emotivamente rispettose. La progettazione sensibile è particolarmente importante in un contesto psichiatrico, dove molti utenti soffrono di esaurimento, mancanza di concentrazione, ansia o sovraccarico sensoriale.

Solo combinando queste prospettive - integrate da etici, avvocati, economisti sanitari, assistenti sociali e persone interessate - è possibile creare un sistema complessivo complesso, sostenibile e responsabile. Un esempio di cooperazione di successo di questo tipo è il progetto "MindLAMP" dell'Università di Harvard, in cui la clinica, la scienza dei dati e l'esperienza del paziente hanno lavorato insieme fin dall'inizio per sviluppare un'applicazione per il rilevamento precoce delle ricadute depressive. Questo modello potrebbe costituire un precedente anche in altre regioni e contesti.

7.2 Sviluppo di applicazioni basate sull'evidenza

La qualità di molte applicazioni psichiatriche attualmente sul mercato è preoccupante. Numerose applicazioni non sono scientificamente valide, sono sviluppate senza consulenza medica e si basano su concetti psicologici discutibili. Non si tratta solo di un problema medico, ma anche etico, poiché si tratta di servizi che intervengono direttamente nella vita di persone vulnerabili.

La ricerca basata sull'evidenza inizia con una solida base teorica: quale disturbo viene affrontato? Qual è la tecnica di intervento sottostante? Quali parametri target devono essere modificati? La scelta delle funzioni digitali - come il monitoraggio dell'umore, l'agenda giornaliera, la guida all'esposizione o il modulo di mindfulness - deve corrispondere ai principi terapeutici e non essere determinata unicamente dalle possibilità tecniche o dalle tendenze del mercato.

Un altro passo fondamentale è la valutazione sistematica. Ciò include non solo studi pilota sulla facilità d'uso, ma anche studi randomizzati e controllati sull'efficacia, studi qualitativi sull'esperienza dell'utente e analisi prospettiche di follow-up su periodi di tempo più lunghi. Tali studi sono lunghi, costosi e metodologicamente impegnativi, ma indispensabili se si vuole che le applicazioni digitali diventino una pratica medica standard.

Un esempio di successo è l'applicazione "deprexis®", la cui efficacia è stata dimostrata da oltre una dozzina di studi e che ora viene rimborsata dalle compagnie di assicurazione sanitaria in diversi Paesi. Progetti come "Moodpath" o "SilverCloud" dimostrano inoltre che un processo di sviluppo scientificamente supportato può aumentare in modo significativo sia l'efficacia terapeutica che l'accettazione da parte degli utenti.

7.3 Interoperabilità con i sistemi di informazione clinica

L'integrazione delle applicazioni digitali nella struttura di assistenza psichiatrica spesso fallisce nella pratica a causa della mancanza di interoperabilità. Molte strutture psichiatriche lavorano con sistemi di documentazione chiusi che offrono poche o nessuna interfaccia con applicazioni esterne. Di conseguenza, i dati raccolti tramite smartphone devono essere trasferiti manualmente, mantenuti in parallelo o addirittura ignorati: uno sforzo considerevole che ne rende poco attraente l'utilizzo.

Interoperabilità non significa solo compatibilità tecnica. Richiede interfacce standardizzate (esempio HL7 FHIR), compatibilità semantica (esempio definizioni uniformi di parametri come "umore", "qualità del sonno" o "ritiro sociale") e norme chiare sulla responsabilità dei dati e sull'autorizzazione all'accesso. Inoltre, devono essere mantenuti i requisiti di protezione dei dati, ad esempio attraverso diritti di ruolo differenziati, archiviazione decentralizzata e processi di consenso trasparenti.

L'integrazione è anche una sfida in termini organizzativi: chi vaglia i dati in arrivo? Chi li interpreta? Quali valori soglia portano a quali conseguenze terapeutiche? Senza processi chiaramente definiti, c'è il rischio di un "sovraccarico di informazioni", che rischia di portare più all'incertezza che al miglioramento terapeutico. Solo se le informazioni digitali vengono utilizzate in modo mirato, strutturato e orientato ai processi è possibile creare valore aggiunto per l'assistenza.

7.4 Requisiti di facilità d'uso e accessibilità

Le malattie mentali modificano la capacità di percepire, elaborare gli stimoli, concentrarsi, prendere decisioni e motivare. Per questo motivo le applicazioni digitali per le persone con problemi di salute mentale devono essere particolarmente a bassa soglia, strutturate in modo chiaro e emotivamente accessibili. Un'interfaccia utente sovraccarica, contrasti cromatici mutevoli o un linguaggio difficile da comprendere possono contribuire non solo al rifiuto, ma anche alla destabilizzazione.

Una buona facilità d'uso è caratterizzata da chiarezza, prevedibilità, riconoscibilità e personalizzazione. Ad esempio, un'applicazione per pazienti depressi dovrebbe funzionare con una ridotta saturazione dei colori, pulsanti grandi, una navigazione chiara e un'emissione vocale opzionale. Per i pazienti ansiosi si dovrebbero evitare animazioni frenetiche, troppe scelte o strutture decisionali complesse.

Accessibilità non significa solo accessibilità fisica, ma anche psicologica. Le persone con difficoltà di apprendimento, disturbi legati a traumi, problemi di dipendenza o background culturali/religiosi devono essere raggiunte tanto quanto gli abitanti delle città esperti di tecnologia. Per questo motivo è essenziale il coinvolgimento precoce dei gruppi interessati nei processi di progettazione e sperimentazione. È l'unico modo per creare un prodotto digitale che sia inclusivo, sensibile ed efficace.

7.5 Formazione e aggiornamento del personale medico

La digitalizzazione pone nuove esigenze a tutti i gruppi professionali del settore psichiatrico. Medici, terapisti, infermieri, assistenti sociali e personale amministrativo di devono capire come funzionano le applicazioni digitali, come possono essere integrate nei processi esistenti e quali sono le loro opportunità e i loro limiti. Tuttavia, attualmente queste competenze non sono sistematicamente integrate nella formazione o nell'aggiornamento professionale.

Molti professionisti segnalano incertezza nel trattare i dati digitali, dubbi sull'effetto terapeutico delle app o preoccupazioni etiche relative alla protezione dei dati e alla dipendenza. Queste riserve devono essere prese sul serio e sono anche espressione di una mancanza di informazioni. Per questo motivo abbiamo bisogno di formati di formazione pratici, basati sul dialogo e orientati all'applicazione.

Tali formati dovrebbero insegnare sia le basi tecniche (esempio, tecnologia dei sensori, funzionalità delle app, trasmissione dei dati), sia l'integrazione clinica (, selezione delle app adatte, valutazione del rischio, pianificazione della terapia) e le abilità comunicative (condurre conversazioni su argomenti digitali, riflettere sul lavoro di relazione digitale). Solo in questo modo i professionisti possono diventare compagni competenti, riflessivi e responsabili della trasformazione digitale.

7.6 Le applicazioni esistenti in sintesi

Il mercato delle applicazioni digitali per la salute nel campo della psichiatria si è sviluppato rapidamente negli ultimi anni. Centinaia di applicazioni sostengono di poter alleviare i problemi di salute mentale, fornire supporto terapeutico o migliorare il benessere. Tuttavia, molte di queste offerte provengono da fornitori commerciali che non hanno un background medico e non hanno alcun fondamento basato sull'evidenza. Per questo è ancora più importante dare risalto alle applicazioni sviluppate clinicamente, testate scientificamente e progettate nel rispetto delle norme sulla protezione dei dati. Di seguito vengono presentati alcuni esempi di applicazioni di questo tipo, attualmente utilizzate o studiate in vari contesti.

deprexis®

deprexis è un'applicazione basata su Internet e smartphone per sostenere le persone affette da disturbi depressivi. L'applicazione si basa sulla terapia cognitivo-comportamentale, ha una struttura modulare e include contenuti sulla regolazione delle emozioni, l'attivazione, la risoluzione dei problemi e la ristrutturazione cognitiva. Il programma è certificato CE, disponibile in diverse lingue e approvato in Germania come applicazione sanitaria digitale (DiGA) dall'Istituto federale per i farmaci e i dispositivi medici (BfArM). Una riduzione significativa dei sintomi depressivi è stata dimostrata in oltre 10 studi controllati e randomizzati - anche in combinazione con i metodi di trattamento tradizionali. L'applicazione è ora coperta da molte compagnie di assicurazione sanitaria.

Moodpath (oggi: MindDoc)

MindDoc è un'applicazione in lingua tedesca per il monitoraggio dell'umore e l'auto-riflessione psicologica. Gli utenti rispondono regolarmente a domande sull'umore, il sonno, l'autostima, l'ansia e la gestione della vita quotidiana.

L'applicazione utilizza queste risposte per creare un profilo dei progressi, fornisce feedback personalizzati e offre minimoduli tematici su vari aspetti della salute mentale. MindDoc si rivolge a persone con sintomi da lievi a moderati, è adatto per la diagnosi precoce e può essere utilizzato anche in combinazione con la terapia. Sebbene l'applicazione non sia autorizzata come prodotto medico, viene valutata in numerosi progetti di ricerca e ha una struttura clinicamente valida.

elevida

elevida è stata sviluppata appositamente per i pazienti con sintomi psicologici associati alla sclerosi multipla, in particolare stanchezza, sintomi depressivi e sovraccarico cognitivo. L'applicazione si basa sui principi della terapia comportamentale e offre un programma di allenamento con esercizi interattivi adattati alle persone affette da sclerosi multipla. elevida è stata anche autorizzata dal BfArM come DiGA ed è quindi rimborsabile. Studi clinici hanno dimostrato miglioramenti significativi nella gestione dello stress psicologico nelle malattie neurologiche croniche.

NOCD

L'applicazione *NOCD* si rivolge alle persone affette da disturbo ossessivo-compulsivo (DOC) e offre una terapia di esposizione e prevenzione della risposta (ERP) basata su prove di efficacia tramite un'applicazione. È stata sviluppata con l'aiuto di psicologi specializzati e comprende esercizi guidati e l'accesso a terapeuti tramite video e forum di supporto tra pari. NOCD è utilizzato in diversi Paesi, tra cui Stati Uniti, Regno Unito e Canada, ed è stato analizzato in diversi studi per quanto riguarda l'accettazione da parte degli utenti e il miglioramento dei sintomi. L'integrazione della comunicazione terapeutica dal vivo nell'ambiente dell'app è particolarmente degna di nota.

Wysa

Wysa è un'applicazione supportata dall'intelligenza artificiale per il sostegno psicologico a bassa soglia nella vita quotidiana. Utilizza un chatbot testuale basato sulla terapia cognitivo-comportamentale, sulla mindfulness e sulla psicologia positiva. È possibile integrare nel programma anche terapeuti reali (a pagamento). Wysa è stata originariamente sviluppata in India, ma è ora utilizzata in tutto il mondo. Gli studi dimostrano che l'uso dell'app è associato a una riduzione dei sintomi di ansia e a un miglioramento del benessere. L'interazione discreta, disponibile in qualsiasi momento, è valutata in modo particolarmente positivo, anche se la profondità terapeutica rimane limitata.

MindShift CBT

MindShift è un'applicazione in lingua inglese rivolta a persone con disturbi d'ansia, in particolare fobia sociale, ansia generalizzata e panico. È stata sviluppata dalla Canadian Anxiety Disorders Association e offre strumenti per la riflessione sui pensieri, esercizi di respirazione, allenamento al confronto e gestione dello stress. L'applicazione è gratuita, priva di pubblicità ed esplicitamente non commerciale. Gli studi clinici sulla sua efficacia sono stati condotti finora solo su piccola scala, ma la qualità dei contenuti è elevata ed è particolarmente adatta come accompagnamento alla terapia tradizionale.

reSET / reSET-O

Queste due applicazioni statunitensi sono terapie digitali approvate dal punto di vista medico per i disturbi da uso di sostanze (reSET) e la dipendenza da oppioidi (reSET-O). Sono state approvate dalla FDA e valutate positivamente in studi randomizzati per quanto riguarda il tasso di ricaduta, l'astinenza e il mantenimento del trattamento. Entrambi i programmi integrano moduli di terapia comportamentale, monitoraggio quotidiano, stimolatori motivazionali e sistemi di feedback. Non sono ancora disponibili in Germania, ma sono considerati i pionieri dei programmi di terapia digitale clinicamente testati.

Conclusioni e prospettive

Le applicazioni qui presentate mostrano l'ampio spettro degli interventi psichiatrici digitali: da strumenti di auto-aiuto a bassa soglia a terapie digitali complesse con autorizzazione medica. Mentre molte applicazioni offrono un utile supporto per disturbi minori e in fasi stabili, il loro ruolo nei disturbi mentali più gravi deve essere considerato in modo più approfondito. La combinazione di supporto terapeutico, strutturazione clinica e applicazione personalizzata sembra attualmente l'approccio più promettente. Per separare il grano dal loglio e rendere la digitalizzazione della psichiatria sicura ed efficace, sono ancora necessari una solida ricerca, una valutazione strutturata della qualità e una riflessione etica critica, .

7.7 Panoramica delle app tabulari

Elenco tabellare: Applicazioni per smartphone in psichiatria

Nome dell'applicazione	Funzione	Gruppo target	Situazione di studio / riferimento	Piattaforma	Caratteristiche speciali
deprexis®	Terapia cognitivo-comportamentale per la depressione	Adulti con episodi depressivi	Meyer et al, 2009; Klein et al, 2016; Autorizzazione CE, elenco DiGA (BfArM)	iOS, Android, Web	DiGA approvato da BfArM, rimborsabile in Germania
MindDoc	Diario dell'umore, auto-riflessione, moduli didattici	Persone con disturbi da lievi a moderati	Raccomandazione DGPPN 2020; Stawarz et al., 2021; studi di valutazione della Charité e della LMU di Monaco.	iOS, Android	Precedentemente: "Moodpath", ampiamente utilizzato, di lingua tedesca
elevida	Terapia comportamentale per la fatica e la depressione nella SM	Persone con sclerosi multipla	Gold et al, 2017 (studio pilota); scheda tecnica BfArM (directory DiGA)	iOS, Android, Web	Approvato da DiGA, personalizzato per le malattie croniche

Nome dell'applicazione	Funzione	Gruppo target	Situazione di studio / riferimento	Piattaforma	Caratteristiche speciali
NOCD	Esposizione con prevenzione delle reazioni (ERP) per il disturbo ossessivo-compulsivo	Persone con disturbo ossessivo-compulsivo (OCD)	Reilly et al, 2020; Hollon et al, 2021; disponibile un libro bianco sui risultati clinici sottoposto a revisione paritaria	iOS, Android	Integrazione di terapisti in carne e ossa, supporto tra pari
Wysa	Chatbot con supporto AI, assistenza basata su CBT	Persone con ansia o stati depressivi lievi	Inkster et al, 2018 (JMIR); Elenco degli innovatori OMS 2021; studi interni di Wysa HealthTech.	iOS, Android	Chat AI combinata con il contatto opzionale del terapeuta
MindShift CBT	Strumenti CBT, mindfulness, Supporto	Persone con disturbi d'ansia	Canadian Mental Health Association; Heber et al, 2021 (revisione di	iOS, Android	Progetto senza scopo di lucro, gratuito, senza pubblicità

Nome dell'applicazione	Funzione	Gruppo target	Situazione di studio / riferimento	Piattaforma	Caratteristiche speciali
	all'esposizione		strumenti non commerciali)		
reSET / reSET-O	Terapie digitali per le dipendenze e la dipendenza da oppioidi	Persone con disturbi da uso di sostanze	Approvazione della FDA (2017/2018); Campbell et al., 2018; Christensen et al., 2019 (Lancet Digital Health)	iOS, Android, Web	Trattamento approvato dal medico negli Stati Uniti

Istruzioni per l'uso:

- **La disponibilità della piattaforma** si riferisce ai sistemi operativi mobili (iOS = Apple, Android = Google) e, se del caso, alle versioni web per l'accesso al desktop.

- **I riferimenti** includono articoli peer-reviewed, voci normative (ad es. DiGA o FDA), elenchi dell'OMS o progetti di studio universitari.

7.8 Bibliografia (Capitolo 7)

Campbell, A. N. C., Nunes, E. V., Matthews, A. G., Stitzer, M., Miele, G. M., Polsky, D., ... & Hu, M.-C. (2018). Trattamento consegnato via Internet per l'abuso di sostanze: uno studio clinico controllato e randomizzato su più siti. *The American Journal of Psychiatry, 175*(9), 853-863. https://doi.org/10.1176/appi.ajp.2018.17090975

Christensen, D. R., Landes, R. D., Jackson, L., Marsch, L. A., Mancino, M. J., Chopra, M. P., & Bickel, W. K. (2019). Aggiunta di un intervento mobile al trattamento farmacologico per il disturbo da uso di oppioidi: uno studio randomizzato controllato. *The Lancet Digital Health, 1*(6), e284-e293. https://doi.org/10.1016/S2589-7500(19)30175-6

DGPPN. (2020). *Salute mentale digitale - Raccomandazioni della DGPPN sull'uso delle applicazioni digitali nell'assistenza psichiatrica*. Società tedesca di psichiatria e psicoterapia, psicosomatica e neurologia.

Gold, S. M., Schulz, H., Mönch, A., Schulz, K.-H., Heesen, C., & Mehnert, A. (2017). Valutazione di un programma di intervento basato su internet per ridurre i sintomi depressivi nelle persone con sclerosi multipla. *Neurology, 36*(3), 136-142.

Heber, E., Lehr, D., Ebert, D. D., Berking, M., & Riper, H. (2021). Gestione dello stress via Internet e mobile per adulti: una revisione sistematica e una meta-analisi di studi randomizzati e controllati. *Journal of Medical Internet Research, 18*(1), e32. https://doi.org/10.2196/jmir.5774

Hollon, S. D., Reilly-Harrington, N. A., & Tolin, D. F. (2021). Trattamenti psicologici basati sull'evidenza per il disturbo ossessivo-compulsivo: il presente e il futuro. *Clinical Psychology Review, 86*, 101976. https://doi.org/10.1016/j.cpr.2021.101976

Inkster, B., Stillwell, D., Kosinski, M., & Jones, P. B. (2018). Un decennio di Facebook: A che punto è la psichiatria nell'era digitale? *The Lancet Psychiatry, 3*(11), 1087-1090. https://doi.org/10.1016/S2215-0366(16)30126-2

Klein, J. P., Berger, T., Schröder, J., Späth, C., Meyer, B., Caspar, F., ... & Hautzinger, M. (2016). Effetti di un intervento basato su internet (deprexis) sulla depressione e sulla qualità della vita: uno studio randomizzato controllato. *Psychological Medicine, 46*(3), 577-588. https://doi.org/10.1017/S0033291715001805

Meyer, B., Bierbrodt, J., Schröder, J., Berger, T., Caspar, F., Hautzinger, M., & Lutz, W. (2009). Efficacia di un intervento basato su Internet per la depressione: risultati di uno studio randomizzato controllato che confronta la terapia guidata con quella non guidata. *Journal of Consulting and Clinical Psychology, 77*(5), 765-774. https://doi.org/10.1037/a0017181

Reilly, C. E., Ruck, C. e Mataix-Cols, D. (2020). Strumenti clinici e digitali per i disturbi ossessivo-compulsivi e correlati. *Current Treatment Options in Psychiatry, 7*, 90-104. https://doi.org/10.1007/s40501-020-00200-y

Stawarz, K., Preist, C. e Coyle, D. (2021). Uso di applicazioni per smartphone, social media e risorse basate sul web per supportare la salute mentale e il benessere: una revisione approfondita. *BMJ Open, 11*(3), e041141. https://doi.org/10.1136/bmjopen-2020-041141

Food and Drug Administration (FDA) degli Stati Uniti. (2017). *La FDA autorizza la commercializzazione della prima applicazione mobile per il trattamento dei disturbi da uso di sostanze.* https://www.fda.gov/news-events/press-announcements/fda-authorizes-marketing-first-mobile-app-help-treat-substance-use-disorders

8. Sviluppi specifici del settore e tendenze tecnologiche

8.1 I progressi della tecnologia dei sensori, degli indossabili e della ricerca digitale sui biomarcatori

La moderna tecnologia dei sensori si sta sviluppando a ritmo sostenuto e costituisce una delle basi tecnologiche per il monitoraggio digitale della salute mentale. Gli smartphone sono già dotati di sensori di movimento (esempio, sensore di accelerazione, giroscopio), sensori di posizione (GPS), sensori ambientali e di luce, fotocamere, microfoni, sensori di prossimità e, sempre più spesso, sensori ottici del polso. In combinazione con dispositivi indossabili come smartwatch o braccialetti speciali, è possibile misurare anche parametri fisiologici come la frequenza cardiaca, la variabilità della frequenza cardiaca, le fasi del sonno, la temperatura corporea, la respirazione e la conduttanza cutanea, parametri che da tempo sono considerati indicatori di stati mentali nella ricerca psicosomatica e sugli affetti.

Questi progressi tecnologici consentono una nuova forma di diagnostica comportamentale e delle condizioni di salute: la registrazione continua, passiva e non invasiva di dati psicologicamente rilevanti nella vita quotidiana delle persone interessate. Il concetto di **biomarcatori digitali** rappresenta l'intenzione di sviluppare indicatori oggettivi, convalidati e ripetibili per i processi psicologici basati su questi dati dei sensori - per esempio, una diminuzione della frequenza dei movimenti in caso di depressione, un aumento della variabilità della frequenza cardiaca in caso di tensione o un cambiamento del modo di parlare in caso di esperienze psicotiche.

Un obiettivo fondamentale è quello di riconoscere automaticamente i primi segnali di allarme di crisi, ricadute o peggioramento dei sintomi e di essere in grado di rispondere terapeuticamente in tempo utile. Gli studi iniziali mostrano risultati promettenti, ad esempio nel campo dei disturbi bipolari o delle reazioni da stress post-traumatico. Tuttavia, questi marcatori sono ancora nelle prime fasi di validazione. Le sfide principali risiedono nella variabilità interindividuale, nella sensibilità al contesto e nella necessità di far interpretare i dati da esperti clinici.

8.2 Integrazione di intelligenza artificiale e apprendimento automatico

Con la crescita esponenziale dei dati sanitari digitali, l'uso dell'**intelligenza artificiale (AI)** sta diventando un fattore chiave nella digitalizzazione della psichiatria. I sistemi di intelligenza artificiale possono integrare e analizzare fonti di dati multimodali - come il parlato, il movimento, il sonno, il polso e l'interazione - e trarre conclusioni sugli stati emotivi, cognitivi o comportamentali.

L'apprendimento automatico consente di estrarre schemi individuali dalle storie passate e di generare modelli di previsione che prevedono il rischio di episodi depressivi, crisi suicide o stati maniacali, ad esempio. Particolarmente importanti sono gli **algoritmi di apprendimento profondo** che lavorano con reti neurali artificiali e sono in grado di riconoscere relazioni complesse e non lineari che rimangono nascoste all'analisi umana.

Questi sviluppi aprono nuovi campi di applicazione di vasta portata: Chatbot come *Woebot*, *Tess* e *Wysa* stanno già utilizzando semplici meccanismi di IA per rispondere alle espressioni emotive utilizzando il testo. In progetti pilota, i sistemi di IA vengono addestrati con i dati relativi ai progressi clinici per generare suggerimenti terapeutici personalizzati o calcolare il momento ideale per gli interventi terapeutici. In futuro, i sistemi di IA potrebbero non solo riconoscere i sintomi, ma anche utilizzare la "fenotipizzazione digitale" per definire i sottotipi di disturbi mentali, il che farebbe progredire notevolmente la psichiatria personalizzata.

Tuttavia, nonostante il potenziale, le questioni etiche, legali e cliniche rimangono senza risposta. I sistemi di IA devono rimanere spiegabili, comprensibili e responsabili, soprattutto se influenzano le decisioni terapeutiche. Il problema della "scatola nera" - cioè la mancanza di tracciabilità delle decisioni algoritmiche - è particolarmente sensibile in psichiatria, in quanto la fiducia, il dialogo e la soggettività sono componenti centrali della cura.

8.3 Strategie di piattaforma e filiere digitali

Oltre alle singole app e agli strumenti isolati, si stanno sempre più sviluppando **soluzioni di piattaforma** integrate che combinano vari moduli in una catena di cura digitale completa. L'obiettivo è creare un percorso di cura continuo, supportato da software, che si estenda dal contatto iniziale alla diagnostica, ai moduli terapeutici, al monitoraggio e all'assistenza post-ospedaliera, collegando diversi livelli di cura.

Ne sono un esempio piattaforme come *Mindstrong Health* (USA), che utilizza i dati registrati in continuo dagli smartphone per modellare gli stati mentali e sincronizzarli con i sistemi clinici in tempo reale. Oppure *HelloBetter* (Germania), un fornitore certificato che offre moduli di psicoterapia digitale per disturbi specifici come la depressione, il panico o lo stress cronico, integrati in una catena di cure curate e supervisionate da medici.

Queste strategie di piattaforma offrono molti vantaggi: standardizzano la qualità, mettono in comune le risorse, riducono i costi di transazione e permettono percorsi di cura personalizzati . Allo stesso tempo, vi è il rischio di un monopolio di pochi fornitori, della commercializzazione di dati sanitari sensibili e dell'emergere di percorsi di cura standardizzati che non rendono più giustizia alla complessità della progressione individuale della malattia.

La questione della proprietà, della sovranità dei dati e del controllo dei contenuti di tali piattaforme è quindi molto rilevante non solo in termini economici, ma anche in termini di etica medica. Interfacce aperte, organismi di certificazione indipendenti e diritti di partecipazione per medici e pazienti sono necessari per garantire un equilibrio tra innovazione e responsabilità.

8.4 Strategie digitali nazionali e internazionali nel settore sanitario

Il panorama normativo che circonda la salute digitale è attualmente in piena evoluzione. La **Digital Health Application (DiGA)** in Germania è uno dei primi modelli al mondo a consentire l'autorizzazione strutturata, la valutazione clinica e il rimborso delle applicazioni digitali da parte dei fondi di assicurazione sanitaria obbligatori. Questo sviluppo ha dato vita a numerose start-up, ha attirato l'attenzione internazionale e ha gettato le basi per un'assistenza psichiatrica supportata digitalmente.

Anche altri Paesi stanno perseguendo strategie ambiziose. Il **Servizio Sanitario Nazionale (NHS)** del Regno Unito gestisce la "NHS Apps Library", una piattaforma centrale per applicazioni sanitarie testate, tra cui applicazioni per la gestione dell'ansia, la terapia cognitivo-comportamentale e l'allenamento del sonno. La **FDA statunitense** ha sviluppato un proprio regolamento per l'approvazione dei farmaci digitali (Software as a Medical Device - SaMD), che è già stato superato con successo da fornitori come *Pear Therapeutics*.

Anche in **Svizzera**, nelle **province olandesi**, in **Scandinavia** e in **Israele** la sanità digitale viene promossa sistematicamente, in parte attraverso centri di telemedicina, in parte attraverso portali sanitari digitalizzati e in parte attraverso fondi nazionali per l'innovazione.

Tuttavia, la psichiatria è stata finora sottorappresentata in molte di queste strategie. Mentre le malattie somatiche come il diabete, l'ipertensione o l'obesità sono state integrate nella digitalizzazione in una fase iniziale, la salute mentale è spesso solo all'inizio dei concetti di assistenza digitale strutturata. Ciò non è dovuto solo a sfide metodologiche, ma anche alla storica separazione tra assistenza sanitaria somatica e mentale, che spesso viene replicata nei sistemi digitali.

8.5 Prospettive future: prevenzione, personalizzazione, partecipazione

L'uso degli smartphone in psichiatria ha il potenziale per cambiare in modo permanente la struttura di base della cura della salute mentale. Tre principi guida daranno forma agli sviluppi futuri: **prevenzione, personalizzazione** e **partecipazione**.

La **prevenzione digitale** si basa sulla capacità di identificare precocemente i primi segnali di stress psicologico, come ad esempio cambiamenti nei modelli di attività, disturbi del sonno, evitamento della comunicazione o appiattimento del linguaggio. Su questa base, le app possono fornire raccomandazioni preventive, avviare un contatto con gli specialisti o addirittura fornire un primo soccorso psicologico in tempo reale. A lungo termine, questo potrebbe portare a un passaggio dall'intervento acuto alla promozione della resilienza a lungo termine.

Gli strumenti digitali rendono molto più facile la **personalizzazione** dei contenuti psicoterapeutici rispetto al tradizionale formato faccia a faccia. Gli algoritmi possono analizzare i dati di utilizzo e adattare i contenuti, come la tempistica dei promemoria, il tipo di esercizi o la durata degli interventi. Processi personalizzati sono concepibili anche nella farmacoterapia, ad esempio attraverso cicli di feedback che controllano in modo adattivo la somministrazione di farmaci sulla base di marcatori digitali.

Infine, **partecipazione** significa vedere i pazienti non solo come destinatari di servizi medici, ma come partner attivi nella definizione del loro trattamento. I sistemi digitali consentono l'auto-osservazione, i cicli di feedback e la comunicazione trasparente. Aprono nuovi modi di co-produrre conoscenza, riportando sistematicamente le esperienze degli utenti e contribuendo al miglioramento dei servizi.

8.6 Panoramica tabellare

Panoramica tabellare: strategie internazionali e tendenze tecnologiche nella psichiatria digitale

Paese / Progetto	Focus / Strategia	Componenti tecnologici	Rilevanza psichiatrica
Germania (DiGA)	Applicazioni sanitarie digitali con autorizzazione e rimborso da parte dell'SHI; requisiti normativi chiari	Applicazioni certificate, standard di protezione e sicurezza dei dati, interoperabilità con HIS	Numerose applicazioni DiGA per la depressione, l'ansia e lo stress (ad es. deprexis, HelloBetter, Kalmeda).
Regno Unito (NHS Apps Library)	Piattaforma centrale per le app sanitarie testate; integrazione in per l'assistenza primaria e l'autogestione.	Database di app basato sul web, criteri di qualità di NICE, integrazione con il profilo eHealth	Raccomandazioni approfondite su CBT, mindfulness, sonno, abuso di alcol e ansia.
USA (FDA SaMD)	Autorizzazione di terapie digitali come software-as-a-medical-	Piattaforme basate sull'intelligenza artificiale, chatbot, monitoraggio	Applicazioni come reSET/reSET-O o Somryst per le

Paese / Progetto	Focus / Strategia	Componenti tecnologici	Rilevanza psichiatrica
	device; ingresso sul mercato di applicazioni valutate clinicamente	comportamentale, biomarcatori digitali	dipendenze e i disturbi del sonno, di comprovata efficacia.
Svizzera (eHealth Suisse)	Strategia nazionale per l'integrazione digitale dell'assistenza sanitaria, delle cartelle cliniche elettroniche e dei servizi di telemedicina	Strutture eHealth armonizzate a livello federale, identità digitale, interfacce con le applicazioni mobili	Primi progetti pilota sulla psichiatria digitale, ma per ora concentrati sull'assistenza somatica
Israele (Centro per le nazioni in fase di avviamento)	Finanziamento dell'innovazione per le tecnologie sanitarie supportate dall'IA; forte cooperazione industria-università	Analisi predittiva, apprendimento automatico, tracciamento multimodale tramite indossabili e applicazioni	Numerose start-up si concentrano sull'autismo, sulla prevenzione del suicidio e sui sistemi di allarme precoce per i disturbi affettivi.
Paesi Bassi (Zorginstituut NL)	Integrazione di moduli digitali nell'assicurazione sanitaria obbligatoria, valutazione	Moduli digitali per la depressione e l'ansia, valutazione dell'utilizzo e dell'accettazione da	Uso esemplare di piattaforme e come

Paese / Progetto	Focus / Strategia	Componenti tecnologici	Rilevanza psichiatrica
	da parte dell'autorità sanitaria centrale	parte degli istituti pubblici	Therapieland o Minddistrict.
Scandinavia (es. Svezia)	Ampia digitalizzazione del sistema sanitario, comprese le prescrizioni elettroniche, i portali per i pazienti e l'assistenza mobile.	Sistemi EHR interoperabili, integrazione di piattaforme regionali, interfacce con gli sviluppatori di app.	Integrazione consolidata della psichiatria digitale nelle cure primarie e programmi di terapia online
Mindstrong (USA)	App supportata dall'intelligenza artificiale per la modellazione predittiva degli stati mentali in base al comportamento tattile, ai modelli vocali e alla mobilità	Biomarcatori digitali, IA, reti neurali, analisi dei dati da smartphone	Monitoraggio di depressione, disturbo bipolare e schizofrenia, modelli di previsione clinicamente testati
HelloBetter (DE)	Piattaforma approvata dal BfArM con programmi modulari per diversi disturbi mentali	Moduli terapeutici online, corsi accompagnati, contenuti basati sull'evidenza, rimborso da parte	Programmi per la depressione, l'ansia, lo stress cronico e il disturbo di panico; convalidati

Paese / Progetto	Focus / Strategia	Componenti tecnologici	Rilevanza psichiatrica
	basati scientificamente	assicurazioni sanitarie obbligatorie	scientificamente.
Woebot Health (USA)	Chatbot con componente AI per il supporto psicoterapeutico nella vita quotidiana; utilizza la terapia cognitivo-comportamentale e dialoghi psicoeducativi	NLP, AI, interazione basata sul testo, check-in giornalieri	Supporto acuto per stress psicologico da lieve a moderato; accesso a bassa soglia

8.7 Bibliografia (Capitolo 8)

BfArM. (2023). *Repertorio delle applicazioni sanitarie digitali (DiGA)*. Istituto federale per i farmaci e i dispositivi medici. https://diga.bfarm.de.

Birnbaum, M. L., Ernala, S. K., Rizvi, A. F., De Choudhury, M., & Kane, J. M. (2017). Un'ancora di salvezza digitale? L'uso della tecnologia digitale nella pratica clinica da parte degli psichiatri. *Psychiatric Services, 68*(12), 1203-1206. https://doi.org/10.1176/appi.ps.201700099

Byrne, D. e O'Donoghue, B. (2023). Il futuro della psichiatria: integrazione delle tecnologie digitali nella pratica clinica . *BJPsych Bulletin, 47*(1), 6-13. https://doi.org/10.1192/bjb.2022.42

Coravos, A., Khozin, S., & Mandl, K. D. (2019). Sviluppare e adottare biomarcatori digitali sicuri ed efficaci per migliorare i risultati dei pazienti. *npj Digital Medicine, 2*, 14. https://doi.org/10.1038/s41746-019-0090-4

Denecke, K. e Gabarron, E. (2021). Le sfide etiche dell'IA nell'assistenza sanitaria: una revisione della mappatura. *Frontiers in Digital Health, 3*, 684030. https://doi.org/10.3389/fdgth.2021.684030

FDA. (2020). *Politiche di salute digitale e soluzioni di salute pubblica.* U.S. Food & Drug Administration. https://www.fda.gov/medical-devices/digital-health-center-excellence.

Gaebel, W., Zielasek, J. e Kerst, A. (2020). Il futuro della cura della salute mentale: psichiatria digitale, salute mentale elettronica e psichiatria aumentata. *Archivi Europei di Psichiatria e Neuroscienze Cliniche, 270*, 865-872. https://doi.org/10.1007/s00406-020-01130-0

Insel, T. R. (2017). Fenotipizzazione digitale: tecnologia per una nuova scienza del comportamento. *JAMA, 318*(13), 1215-1216. https://doi.org/10.1001/jama.2017.11295

Kariotis, T. C., Prictor, M. e Johnson, H. (2022). Etica e governance della salute mentale digitale: Scoping review. *Journal of Medical Internet Research, 24*(8), e34800. https://doi.org/10.2196/34800

Mohr, D. C., Weingardt, K. R., Reddy, M. e Schueller, S. M. (2017). Tre problemi con l'attuale ricerca digitale sulla salute mentale... e tre cose che possiamo fare al riguardo. *Psychiatric Services, 68*(5), 427-429. https://doi.org/10.1176/appi.ps.201600541

Pear Therapeutics. (2021). *Prove cliniche e autorizzazioni FDA per reSET, reSET-O e Somryst.* https://peartherapeutics.com

Torous, J., & Wykes, T. (2020). Opportunità dalla pandemia di coronavirus 2019 per trasformare l'assistenza psichiatrica con la teleassistenza. *JAMA Psychiatry, 77*(12), 1205-1206. https://doi.org/10.1001/jamapsychiatry.2020.1640

OMS. (2021). *Strategia globale sulla salute digitale 2020-2025.* Organizzazione Mondiale della Sanità. https://www.who.int/publications/i/item/9789240020924.

9. Prospettive: La digitalizzazione della psichiatria tra visione e responsabilità

La digitalizzazione della psichiatria è più di un progresso tecnologico: è un profondo cambiamento culturale, medico e sociale. Smartphone, sensori indossabili, sistemi algoritmici e applicazioni basate sui dati stanno cambiando non solo il modo in cui percepiamo la salute mentale, ma anche come ne parliamo, come la trattiamo e come organizziamo la responsabilità per essa. Questi sviluppi aprono nuove strade promettenti, ma sollevano anche molte domande. La prospettiva sul futuro dell'assistenza per la salute mentale deve quindi essere ottimista e allo stesso tempo critica, aperta alla tecnologia e orientata al valore.

9.1 Tra speranze digitali e realtà clinica

Le aspettative nei confronti delle soluzioni digitali nel campo della salute mentale sono elevate. Sono destinate a colmare le lacune nell'assistenza, a ridurre i tempi di attesa, a personalizzare i servizi terapeutici e a sostenere i pazienti nella loro autoregolazione. Nella pratica, tuttavia, i risultati sono ambivalenti: mentre è stato dimostrato che alcune applicazioni aiutano ad alleviare i sintomi e a sostenere i processi terapeutici, molte offerte digitali non mantengono le loro promesse. Alcune applicazioni sono poco utilizzate, altre non mostrano un'efficacia significativa o falliscono per la mancanza di integrazione nei percorsi di cura esistenti.

Il divario tra l'innovazione tecnologica e la pratica clinica quotidiana è ancora ampio. Molte strutture psichiatriche non dispongono delle infrastrutture, della formazione e del quadro giuridico necessari per utilizzare efficacemente gli strumenti digitali. Molti professionisti si sentono inadeguatamente preparati, sopraffatti o scettici di fronte alla marea di offerte digitali. Anche i pazienti hanno atteggiamenti diversi: Alcuni sono curiosi e aperti, altri riservati o critici. Questa discrepanza dimostra che la digitalizzazione deve essere implementata non solo attraverso la tecnologia, ma anche attraverso la struttura, la comunicazione e la fiducia.

9.2 La digitalizzazione come progetto di etica medica

La psichiatria è un campo molto sensibile, non solo perché si occupa di esperienza soggettiva, disagio interiore e vulnerabilità sociale, ma anche perché è storicamente legata a meccanismi di controllo ed esclusione. In questo contesto, la questione dell'inquadramento etico degli strumenti digitali diventa particolarmente rilevante. La raccolta, l'elaborazione e l'analisi algoritmica degli stati mentali di tocca questioni fondamentali di autonomia, privacy, trasparenza e cura.

Gli strumenti digitali possono aiutare a intervenire precocemente, ma possono anche monitorare, patologizzare o creare pressione. Possono promuovere l'autoefficacia o portare a una nuova forma di dipendenza. Possono fornire una guida - o depotenziare attraverso diagnosi automatiche e raccomandazioni algoritmiche. L'uso degli smartphone in psichiatria richiede quindi un orientamento coerente verso i principi etici della medicina: la salvaguardia dell'autonomia, la prevenzione del danno, la cura attiva e l'accesso equo.

Nella psichiatria digitalizzata, ogni decisione tecnica deve essere anche una decisione morale. Non si tratta solo di ciò che è possibile, ma anche di ciò che è giustificabile, responsabile e utile. Questa considerazione non può essere lasciata solo agli sviluppatori o alle aziende. Deve far parte di un ampio discorso sociale, professionale e politico.

9.3   Il ruolo dei pazienti nella psichiatria digitale

Una promessa centrale della digitalizzazione è: più partecipazione, più autodeterminazione, più voce in capitolo. In effetti, gli strumenti digitali consentono a molte persone affette da di affrontare la propria malattia in modo più attivo: possono documentare i sintomi, riconoscere le correlazioni, testare le strategie e contribuire a definire il corso del trattamento. Allo stesso tempo, il ruolo del paziente sta cambiando radicalmente: da destinatario passivo di misure mediche a "produttore di dati", "auto-osservatore" e "co-terapeuta" attivo.

Questo nuovo ruolo non è solo un'opportunità, ma anche un onere. Richiede competenza personale, alfabetizzazione digitale, riflessione critica e stabilità emotiva. Le persone in crisi acuta, con deficit cognitivi o con una scarsa comprensione della salute e della tecnologia potrebbero essere sistematicamente svantaggiate o sovraccaricate. La psichiatria digitale deve quindi essere concepita in modo inclusivo: Non deve funzionare solo per le persone ben collegate, auto-riflessivi, esperti di tecnologia, ma anche per coloro che hanno bisogno di un sostegno speciale.

La sfida principale consiste nell'intendere la partecipazione digitale come un diritto e non come un obbligo. Nessuno dovrebbe essere costretto a digitalizzare la propria salute mentale. Allo stesso tempo, coloro che desiderano farlo devono essere accompagnati e sostenuti in modo sicuro, attraverso informazioni trasparenti, tecnologie accessibili, supporto personalizzato e inserimento professionale nei processi terapeutici.

9.4 Scenari futuri: Dove va la psichiatria digitale?

I prossimi anni saranno decisivi per la direzione in cui si svilupperà la digitalizzazione della psichiatria. Sono ipotizzabili diversi scenari, a seconda dell'interazione tra fattori tecnologici, politici e sociali:

Un primo scenario è quello della **psichiatria digitale integrata**. In questo scenario, smartphone, tecnologia dei sensori, sistemi di intelligenza artificiale e piattaforme sono collegati in modo tale da rendere possibile un'assistenza continua, personalizzata e intersettoriale. I pazienti non vivranno più la loro terapia come un processo frammentato tra medico di base, psicoterapeuta, clinica e assistenza post-terapeutica, ma piuttosto come un supporto continuo e coordinato che tiene conto della realtà della loro vita e risponde alle loro esigenze individuali. In questo scenario, la tecnologia digitale diventa un mezzo di collegamento tra le persone, non un sostituto delle relazioni, ma una loro estensione.

Un secondo scenario è quello della **trasformazione tecnologica**, in cui i sistemi digitali hanno un effetto determinante piuttosto che di supporto. In questo caso, i sistemi di intelligenza artificiale prendono le decisioni sul corso della terapia, le piattaforme controllano l'accesso alle cure e gli utenti sono coinvolti in un ciclo di valutazioni automatizzate. Il livello di relazione, il potere di interpretazione delle persone interessate e la libertà terapeutica vengono meno. Questo scenario non è necessariamente distopico, ma pone notevoli esigenze di regolamentazione, etica e controllo istituzionale.

Un terzo scenario è quello della **delusione digitale**, in cui molte speranze non si realizzano. La tecnologia rimane frammentata, i sistemi incompatibili e l'utilizzo limitato a pochi progetti pilota. La maggior parte dei pazienti non viene raggiunta, la fiducia nei servizi digitali diminuisce ed emerge una nuova forma di disuguaglianza digitale. Questo scenario richiede una valutazione realistica delle possibilità e un attento monitoraggio scientifico.

Il percorso più probabile si trova tra questi poli: uno sviluppo cautamente ottimista che combina l'innovazione tecnica con la responsabilità etica, la riflessione professionale e la progettazione partecipata.

9.5 La psichiatria nell'era digitale: un compito per l'intera società

La digitalizzazione della psichiatria non è una questione che riguarda singole istituzioni, settori o gruppi professionali. Riguarda l'intero sistema sanitario, il discorso sociale sulla malattia mentale, la regolamentazione politica della tecnologia e, non da ultimo, la nostra immagine di umanità. Si pone il problema di come gestire la vulnerabilità, la devianza, l'autonomia e il bisogno di aiuto e di come utilizzare la tecnologia digitale senza perdere la nostra comprensione della cura e della relazione.

Per questo non basta l'eccellenza tecnologica. È necessaria una posizione comune: sul ruolo della tecnologia in medicina, sulla responsabilità sociale dell'innovazione, sull'inclusione delle persone interessate nei processi di sviluppo e sulla garanzia di pari opportunità in una società digitalizzata.

Solo se riusciremo a concepire la psichiatria digitale come un progetto collettivo - interdisciplinare, multiprospettico, incentrato sulle persone - il suo potenziale potrà essere realmente realizzato. Gli smartphone in psichiatria non sono solo strumenti, ma anche simboli di una medicina in transizione. Simboleggiano la domanda su come vogliamo soffrire, aiutare, sostenere e curare in futuro.

La risposta a questa domanda non sta solo nell'algoritmo, ma anche nel nostro atteggiamento.

9.6   Bibliografia (Capitolo 9)

Beauchamp, T. L., & Childress, J. F. (2019). *Principi di etica biomedica* (8a ed.). Oxford University Press.

Blease, C. R., Kharko, A., Bernstein, M. H. e Kaptchuk, T. J. (2021). L'apprendimento automatico e il futuro del processo decisionale clinico. *The Lancet Digital Health, 3*(1), e10-e11. https://doi.org/10.1016/S2589-7500(20)30272-2

Byrne, D. e O'Donoghue, B. (2023). Il futuro della psichiatria: l'integrazione delle tecnologie digitali nella pratica clinica. *Bollettino BJPsych, 47*(1), 6-13. https://doi.org/10.1192/bjb.2022.42

Denecke, K., Gabarron, E. e Hansen, M. (2022). Sfide etiche dell'intelligenza artificiale in psichiatria e salute mentale. *Digital Health, 8*, 20552076221116445. https://doi.org/10.1177/20552076221116445

Gaebel, W., Zielasek, J. e Kerst, A. (2020). Il futuro della cura della salute mentale: psichiatria digitale, salute mentale elettronica e psichiatria aumentata. *Archivi Europei di Psichiatria e Neuroscienze Cliniche, 270*, 865-872. https://doi.org/10.1007/s00406-020-01130-0

Insel, T. R. (2021). *Guarigione: il nostro percorso dalla malattia mentale alla salute mentale*. Penguin Press.

Kariotis, T. C., Prictor, M. e Johnson, H. (2022). Etica e governance della salute mentale digitale: Scoping review. *Journal of Medical Internet Research, 24*(8), e34800. https://doi.org/10.2196/34800

Klein, J. P., Schultner, M. e Stüben, M. (2021). Tra gap assistenziale e overuse digitale - Sfide etiche della psichiatria digitale. *Ethics in Medicine, 33*, 313-325. https://doi.org/10.1007/s00481-021-00640-4

Montag, C. e Walla, P. (2021). Carpe diem invece di perdere la mente sociale: oltre la dipendenza digitale e perché tutti noi soffriamo di un uso eccessivo del digitale. *Addictive Behaviors Reports, 13*, 100349. https://doi.org/10.1016/j.abrep.2021.100349.

Torous, J., & Roberts, L. W. (2017). L'innovazione necessaria nella salute digitale e nelle applicazioni per smartphone per la salute mentale: trasparenza e fiducia. *JAMA Psychiatry, 74*(5), 437-438.
https://doi.org/10.1001/jamapsychiatry.2017.0262

Organizzazione Mondiale della Sanità. (2021). *Linee guida sugli interventi di salute digitale: Documento di lavoro.*
https://www.who.int/publications/i/item/9789240020924

10 Prospettive di ricerca e sfide metodologiche

La ricerca sull'uso degli smartphone in psichiatria si trova in una fase di sviluppo dinamica, ma concettualmente e metodologicamente impegnativa. Mentre la ricerca medica tradizionale si basa su interventi chiaramente definibili, contesti controllabili e ipotesi lineari di causalità, la valutazione delle applicazioni digitali pone nuove esigenze in termini di progettazione dello studio, raccolta dei dati, interpretazione e trasferibilità. In quest'area di tensione tra le dinamiche dell'innovazione e il rigore scientifico, sorgono numerose questioni aperte che richiedono una considerazione differenziata.

10.1 Dallo studio clinico alla realtà quotidiana

Tradizionalmente, lo studio controllato randomizzato è considerato il gold standard per la valutazione degli interventi medici. Tuttavia, questo modello sta raggiungendo i suoi limiti soprattutto nel campo della psichiatria digitale. La personalizzazione dei contenuti digitali, la natura altamente dinamica dell'uso, il costante sviluppo del software e lo stretto legame con le situazioni quotidiane sono difficili da tradurre nel rigido disegno degli studi di efficacia tradizionali. A ciò si aggiungono alti tassi di abbandono, campioni selettivi, bassa validità esterna e problemi etici con il gruppo di confronto (i "placebo digitali" sono quasi impossibili da definire).

Ci si chiede inoltre se la valutazione delle applicazioni digitali debba basarsi principalmente su endpoint clinici o se altri criteri come la fidelizzazione dell'utente, l'autoefficacia, l'aderenza, l'empowerment e il benessere soggettivo debbano essere al centro dell'attenzione. Queste considerazioni richiedono un'espansione del quadro di valutazione classico verso studi dal design ibrido che integrino metodi quantitativi e qualitativi, siano progettati in modo longitudinale e includano esplicitamente la prospettiva dell'utente.

10.2 Sfide nella raccolta e nella qualità dei dati

La forza delle applicazioni digitali risiede nella capacità di raccogliere continuamente grandi quantità di dati di utilizzo e di comportamento - i cosiddetti dati del mondo reale. Tuttavia, questi dati sono soggetti a notevoli fluttuazioni, sono spesso incompleti, dipendenti dal contesto e difficili da standardizzare metodicamente. Un contapassi non misura solo l'attività fisica, ma anche il comportamento di chi indossa il dispositivo. L'input dell'umore dipende dalla sensazione soggettiva del giorno, dalla desiderabilità sociale o dal design dell'app. Le registrazioni vocali sono sensibili ai rumori ambientali, allo stato emotivo e alle sfumature linguistiche.

Questa eterogeneità richiede nuovi concetti per la convalida dei dati, i controlli di plausibilità e l'interpretazione. Inoltre, i dati digitali sono soggetti a errori tecnici, crash di sistema, problemi di compatibilità e conflitti di versione. La qualità della ricerca dipende quindi non solo dalla metodologia, ma anche dall'infrastruttura tecnica e dalla competenza dei ricercatori in materia di dati.

Un altro problema è il collegamento dei dati: Come si possono integrare, ponderare e analizzare in modo significativo diversi tipi di dati, come il movimento, il parlato, le risposte testuali, il comportamento di utilizzo delle app e le valutazioni cliniche? Ciò richiede competenze interdisciplinari, nuovi formati di valutazione e standard trasparenti per la replicabilità.

10.3 Questioni etiche nella ricerca digitale

La ricerca psichiatrica digitale si confronta con dati sensibili che interferiscono profondamente con l'esperienza personale, il comportamento e l'ambiente dei partecipanti. I requisiti per il consenso informato, la protezione dei dati e la minimizzazione dei rischi sono di conseguenza elevati. I partecipanti devono capire quali dati vengono raccolti, come vengono archiviati ed elaborati e quali conseguenze possono avere. In pratica, questo è spesso difficile, non solo per la complessità della tecnologia, ma anche per il basso livello di alfabetizzazione sanitaria digitale di molte delle persone interessate.

Un problema etico particolare sorge quando i sistemi digitali identificano condizioni critiche, come il rischio di suicidio, gravi episodi depressivi o stati psicotici acuti. In questi casi dovrebbe scattare un allarme automatico? Chi è responsabile se l'algoritmo ha ragione o se si sbaglia? La ricerca in questo settore opera in una zona grigia dal punto di vista etico che richiede una riflessione continua, linee guida chiare e il supporto istituzionale di comitati etici e società professionali.

C'è anche la questione del feedback ai partecipanti allo studio: hanno il diritto di vedere i loro dati, di comprenderne l'analisi o di ricevere raccomandazioni per l'azione? Oppure la ricerca digitale è un'acquisizione unilaterale di dati senza feedback? Qui diventa chiaro che la ricerca nell'era digitale deve essere ripensata non solo in termini di metodologia, ma anche di comunicazione.

10.4 Requisiti per approcci di ricerca interdisciplinari

La ricerca sulle applicazioni digitali in psichiatria richiede una stretta collaborazione tra psichiatria, psicologia, informatica, etica, scienze sociali e economia sanitaria. Le singole discipline tradizionali stanno raggiungendo i loro limiti. I clinici da soli non hanno le competenze tecniche per l'elaborazione dei dati. Gli informatici, d'altro canto, di solito non conoscono le classificazioni psichiatriche o i processi terapeutici. Anche le scienze sociali e l'etica sono fondamentali, ad esempio quando si analizzano le aspettative degli utenti, l'atteggiamento nei confronti della tecnologia, i processi di partecipazione e i conflitti di valore.

Il successo della ricerca richiede quindi non solo team interdisciplinari, ma anche nuove forme di linguaggio comune, domande condivise e metodologie integrate. Ciò significa anche che l'eccellenza scientifica deve essere ridefinita: Non solo le pubblicazioni in riviste scientifiche, ma anche i processi di sviluppo co-creativi, i formati di dati aperti, le forme di comunicazione transdisciplinari e l'impatto reale sulla pratica sanitaria e sul benessere dei pazienti dovrebbero essere stabiliti come criteri di qualità scientifica.

10.5 Prospettive di ricerca future

La ricerca sull'uso degli smartphone in psichiatria è ancora agli inizi. In futuro sarà necessario condurre studi differenziati su disturbi specifici, gruppi di età, intensità di utilizzo e forme di cura. I seguenti argomenti appaiono particolarmente rilevanti:

- *Follow-up a lungo termine*: quanto è stabile il beneficio degli interventi digitali nel corso di mesi e anni?

Quali fattori influenzano l'aderenza e gli effetti a lungo termine?

- *Personalizzazione*: quali applicazioni digitali funzionano per quali persone, in quali situazioni di vita, con quali disturbi - e perché?

- *Cura combinata*: Come valutare l'effetto degli strumenti digitali in combinazione con la psicoterapia classica, la psicofarmacologia e il supporto sociale?

- *Effetti economici sull'offerta*: Quali costi vengono sostenuti e quali risparmiati? Come cambia l'utilizzo delle risorse nel sistema sanitario?

- *Ricerca partecipativa*: come coinvolgere sistematicamente pazienti, familiari e specialisti nella ricerca e nello sviluppo?

Il futuro della ricerca sulla psichiatria digitale risiede nella combinazione di spirito innovativo e rigore scientifico. Solo attraverso una ricerca di alta qualità, interdisciplinare ed eticamente responsabile, l'uso degli smartphone potrà diventare un vero passo avanti per le persone affette da malattie mentali, e non la prossima moda sanitaria di breve durata.

10.6 Diagramma delle dimensioni della ricerca

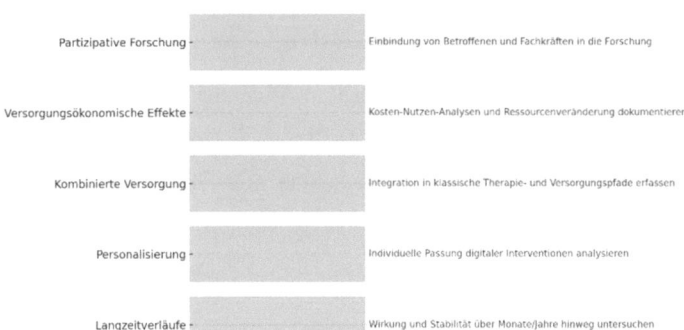

10.7 Panoramica dei programmi di ricerca esistenti

Programmi di ricerca sull'uso degli smartphone in psichiatria

Germania: Ministero federale dell'istruzione e della ricerca (BMBF) - "Sanità digitale / Salute 4.0

Il BMBF finanzia numerosi progetti di salute digitale nell'ambito della strategia "Health Research - Research for People". Il campo d'azione "Digital Health / Health 4.0" si concentra su progetti che sviluppano e valutano nuove tecnologie digitali per la diagnostica, la terapia e la prevenzione. Sono particolarmente favoriti i consorzi interdisciplinari che sviluppano e valutano clinicamente le applicazioni digitali su una base scientificamente solida.

Un esempio importante è il programma di finanziamento **"Medical Informatics Initiative"**, che mira a consentire lo scambio e l'utilizzo strutturato di dati medici al di là dei confini istituzionali. Possono essere finanziati anche progetti volti a migliorare l'assistenza alla salute mentale, ad esempio attraverso sistemi di diagnosi precoce supportati da dati o terapie di accompagnamento basate sull'intelligenza artificiale.

Priorità di finanziamento:

- Biomarcatori digitali
- Supporto terapeutico supportato da smartphone
- Interoperabilità delle applicazioni
- L'intelligenza artificiale nella diagnosi delle malattie mentali

Finanziamento UE: Horizon Europe - Cluster Health (2021-2027)

Nell'ambito del programma quadro di ricerca dell'UE **Horizon Europe**, il **"Cluster 1: Salute"** è centrale per i progetti di digitalizzazione della salute mentale. Le linee di finanziamento particolarmente rilevanti all'interno di questo cluster affrontano temi come "Strumenti per la previsione, la prevenzione e il monitoraggio dei disturbi della salute mentale" o "Soluzioni digitali affidabili e sicurezza informatica nella salute".

Horizon Europe promuove esplicitamente l'integrazione delle tecnologie digitali nei sistemi di cura della salute mentale, lo sviluppo di piattaforme interoperabili e studi internazionali sull'efficacia e la sicurezza delle applicazioni digitali.

Progetti di esempio:

- **MENTBEST** - Salute mentale e IA a confronto in Europa
- **IMI2 (Innovative Medicines Initiative)** - programmi per la digitalizzazione della ricerca clinica

Priorità di finanziamento:

- Studi di modelli internazionali
- Una digitalizzazione che riflette l'etica
- Approcci di laboratorio open source e reali

Fondazione tedesca per la ricerca (DFG): Programmi prioritari e finanziamenti individuali

Il DFG sostiene la ricerca in psichiatria digitale principalmente attraverso **finanziamenti individuali**, programmi coordinati (esempio, programmi prioritari) o borse di studio sul sito . Sono particolarmente richieste proposte interdisciplinari che combinino competenze mediche, tecniche e sociali. L'attenzione è rivolta sia alle questioni scientifiche di base sia a quelle orientate all'applicazione.

La ricerca DFG su temi quali **"Cambiamento digitale in medicina"**, **"Etica degli algoritmi"**, **"Tecnologia e soggettività"** o **"Cambiamento della comunicazione medico-paziente attraverso i media digitali"** offre anche punti di partenza per progetti di psichiatria digitale.

Priorità di finanziamento:

- Fondamenti teorici dell'interazione uomo-tecnologia
- Ricerca di accompagnamento etica e sociologica
- Analisi dell'innovazione dell'IA in psichiatria

Fondo per l'innovazione presso il Comitato misto federale (G-BA)

Il **Fondo per l'innovazione** del G-BA è un'importante fonte di finanziamento nazionale per progetti che sperimentano forme innovative di assistenza nel settore sanitario. In diverse tornate di finanziamento sono stati approvati progetti che riguardano applicazioni digitali per migliorare la salute mentale, come il supporto digitale per la depressione su , la prevenzione delle ricadute basata su app per i disturbi bipolari o i modelli di telemedicina per le regioni strutturalmente deboli.

Caratteristiche speciali:

- Ricerca sui servizi sanitari orientata alla pratica
- Combinazione di cure tradizionali e utilizzo di strumenti digitali
- Focus sulla trasferibilità alle cure standard

Progetti di esempio:

- **@home** - App per la prevenzione del suicidio
- **SmartAssist** - supporto digitale nell'aftercare psichiatrico

Infrastrutture nazionali di dati sulla ricerca (NFDI) - focus su NFDI4Health

L'iniziativa **NFDI4Health** mira a mettere in rete i dati sanitari per uso scientifico. È finanziata dalla DFG e offre un ambiente strutturato per i progetti che vogliono utilizzare i dati sanitari digitali, anche nel campo della salute mentale. In particolare, il progetto NFDI4Health "Psych-Meta-Project" mira a rendere sistematicamente accessibili i dati digitali della ricerca e della pratica di per gli studi psicologici e psichiatrici.

Priorità di finanziamento:

- Armonizzazione dei set di dati psichiatrici
- Uso secondario dei dati di routine e dei dati delle app
- Sviluppo di piattaforme di ricerca interoperabili

OMS e ONG internazionali: impulsi di ricerca con un focus globale

Anche organizzazioni internazionali come l'**Organizzazione Mondiale della Sanità (OMS)** o il **Wellcome Trust Mental Health Programme** stanno sempre più avviando e finanziando studi e progetti pilota sulla salute mentale digitale, in particolare con un'attenzione particolare ai Paesi a basso e medio reddito, ma anche ai gruppi vulnerabili in tutto il mondo.

L'OMS, ad, ha sviluppato il **"mHealth Evidence Reporting and Assessment (mERA) Framework"**, considerato la base metodologica per la valutazione dei progetti di salute digitale. Il suo scopo è migliorare la comparabilità, la trasparenza e l'efficacia di tali iniziative.

Priorità di finanziamento:

- Strutture di studio comparabili a livello globale
- Standard etici per lo scambio internazionale di dati

- Valutazione delle app per la salute nelle regioni poco servite

Tabella: Programmi di ricerca secondo le dimensioni

Sponsor di ricerca / Programma	Focus tipico	Gruppo target	Rilevanza psichiatrica
BMBF - Salute 4.0	Progetti di digitalizzazione interdisciplinari	Università, ospedali universitari, start-up	Elevata rilevanza per lo sviluppo di app, il rilevamento precoce, il monitoraggio
UE - Orizzonte Europa	Ricerca internazionale sui servizi sanitari digitali	Consorzi di ricerca, cliniche	Progetti di piattaforma, valutazione dell'IA, standard etici
DFG	Ricerca di base, progetti individuali transdisciplinari	Università, istituti	Studi a lungo termine, ricerca etica, analisi socio-tecnica
G-BA - Fondo per l'innovazione	Progetti modello per l'assistenza standard	Fornitori di assistenza sanitaria, cliniche	Test pratici di soluzioni di alimentazione digitale

Sponsor di ricerca / Programma	Focus tipico	Gruppo target	Rilevanza psichiatrica
NFDI4Health	Infrastruttura di ricerca e dati aperti	Reti dati, ospedali universitari	Dati secondari, database di app, interfacce cliniche
OMS / ONG	Standardizzazione metodica, fornitura globale	Paesi partner dell'OMS, reti di ricerca	Linee guida internazionali, utilizzo dei dati nelle aree di crisi

10.8 Progetti di ricerca internazionali sull'uso degli smartphone in psichiatria

RADAR-CNS (Valutazione a distanza della malattia e della ricaduta - Disturbi del sistema nervoso centrale)

Coordinamento: King's College London / IMI (UE)
Durata: 2016-2021
Paesi partner: Regno Unito, Spagna, Italia, Paesi Bassi, Danimarca, Germania, Belgio
Finanziamento: Iniziativa sui medicinali innovativi (UE/EFPIA)

Il progetto **RADAR-CNS** è uno dei progetti internazionali più ampi finora realizzati per il monitoraggio delle malattie psichiatriche basato su smartphone e indossabili.

L'obiettivo era quello di utilizzare i dati digitali per l'individuazione precoce delle ricadute nella **depressione, nell'epilessia e nella sclerosi multipla**. I pazienti di diversi Paesi sono stati monitorati per un periodo di mesi utilizzando sensori, app, funzioni di diario e raccolta dati passiva.

Risultati:

- Sviluppo di marcatori digitali validati per le ricadute depressive
- Approcci di apprendimento automatico per prevedere gli sbalzi d'umore
- Definizione di standard tecnici per il monitoraggio del mondo reale

BEHAPP - Passaporto per la salute comportamentale

Istituzione: Centro medico universitario Radboud, Paesi Bassi

Durata: dal 2018

Gruppo target: giovani adulti, individuazione precoce di sviluppi schizofrenici

BEHAPP è un progetto di ricerca che raccoglie continuamente dati comportamentali digitali (ad , GPS, tempo trascorso sullo schermo, modelli di comunicazione) da pazienti a rischio per **identificare le prime indicazioni di sviluppo della psicosi**. L'applicazione è stata progettata per essere passiva al fine di ridurre al minimo lo stress soggettivo ed è in fase di valutazione nei centri di screening psichiatrico.

Punti focali:

- Prevenzione della psicosi attraverso il riconoscimento digitale dei modelli

- Protezione e accettazione dei dati tra i gruppi target vulnerabili

- Integrazione nei programmi pubblici di intervento precoce in psichiatria

LAMP - Imparare, valutare, gestire, prevenire

Responsabile: Centro medico Beth Israel Deaconess / Scuola di medicina di Harvard

Durata: dal 2017

Gruppo target: depressione, disturbo bipolare, disturbi d'ansia

Finanziamento: NIH (USA)

La piattaforma **LAMP** è un progetto open source concepito per la ricerca e l'uso clinico. Consente il monitoraggio attivo e passivo di , il feedback degli utenti, gli esercizi di regolazione delle emozioni e l'analisi personalizzata dei dati. La piattaforma consente di eseguire in parallelo diversi protocolli di ricerca, con particolare attenzione alla **ricerca partecipativa**.

Innovazioni:

- Combinazione di ricerca clinica e autogestione
- Architettura modulare e scalabile per studi personalizzati
- Elevata distribuzione internazionale grazie alla licenza aperta

Salute Mindstrong (USA)

Finanziamento: Settore privato + NIH + Fondazione Gates
Modello: diagnostica digitale supportata dall'intelligenza artificiale attraverso l'interazione quotidiana con lo smartphone

L'azienda **Mindstrong Health** ha sviluppato un'applicazione che ricava **biomarcatori comportamentali digitali** dal comportamento di digitazione, dai modelli di navigazione e dall'uso del linguaggio per modellare gli stati mentali. La piattaforma è stata utilizzata in diversi studi multicentrici - , ad esempio, per l'individuazione precoce delle fasi depressive nel disturbo bipolare o per monitorare la remissione della schizofrenia.

Critiche e potenzialità:

- Alta densità di innovazione, ma processi di IA non trasparenti
- Preoccupazioni per la protezione e la proprietà dei dati
- Esempio di partnership pubblico-privato nella psichiatria digitale

CoMynd - Infrastruttura di dati sulla salute cognitiva e mentale

Paesi: Svezia, Danimarca, Norvegia, Finlandia

Durata: dal 2020

Finanziamento: NordForsk / Programma congiunto UE per la ricerca sulle malattie neurodegenerative (JPND)

CoMynd mira a creare un'**infrastruttura di dati** comune **per la salute mentale digitale** in Scandinavia. La piattaforma collega le cartelle cliniche elettroniche dei pazienti, le app basate su smartphone, i dispositivi indossabili e i dati di registro per consentire **analisi di big data** nelle aree della demenza, della depressione e delle dipendenze.

Caratteristiche speciali:

- Combinazione di dati relativi alla clinica e all'ambiente di vita
- Concentrarsi sull'interoperabilità e sull'uso dei dati a controllo pubblico.
- Progetto modello per l'integrazione europea dei dati con una governance etica

Programma BeHe@lthy BeMobile dell'OMS/ITU

Coordinamento: Organizzazione Mondiale della Sanità (OMS) e Unione Internazionale delle Telecomunicazioni (ITU)

Obiettivo: assistenza mobile per la salute mentale nei paesi a medio reddito

Paesi pilota: India, Filippine, Etiopia, Ucraina

Questo progetto globale si concentra sulla fornitura di **soluzioni mHealth** semplici e scalabili **per la salute mentale** nelle regioni poco servite. Combina interventi basati su SMS con servizi informativi compatibili con gli smartphone e risorse locali per la salute mentale. L'attenzione è rivolta all'ansia, allo stress, alla prevenzione del suicidio e al disturbo da stress post-traumatico.

Successi e sfide:

- Portata elevata con infrastruttura a bassa soglia

- Sfida: adattamento culturale, barriere linguistiche
- Rafforzare l'equità digitale globale dell'offerta

Tabella: Sintesi dei progetti internazionali

Progetto / Piattaforma	Focus	Uso della tecnologia	Gruppo target	Origine / Promozione
RADAR-CNS	Rilevazione precoce / monitoraggio	Indossabili, app, ML	Depressione, epilessia, SM	IMI / UE
BEHAPP	Rilevazione precoce degli sviluppi schizofrenici	Tracciamento passivo tramite smartphone	Giovani adulti con un profilo di rischio	Ricerca NL / Radboud UMC
LAMPADA	Raccolta e terapia partecipativa dei dati	Applicazione open source, auto-aiuto, monitoraggio	Ansia, depressione, bipolare	NIH / USA
Mente forte	Diagnosi psicologica supportata dall'intelligenza artificiale	Biomarcatori comportamentali, comportamento di tipizzazione, linguaggio	Malati mentali cronici	privato + NIH + Fondazione Gates

Progetto / Piattaforma	Focus	Uso della tecnologia	Gruppo target	Origine / Promozione
CoMynd	Infrastruttura integrata di dati sanitari	Dati multimodali, registri, dispositivi indossabili	Demenza, depressione, dipendenza	NordForsk / JPND
BeHe@lthy BeMobile (OMS/ITU)	Sistemi mHealth scalabili in tutto il mondo	SMS, app, hotline, supporto alla comunità	LMIC, gruppi di popolazione vulnerabili	OMS/ITU

11 Parole di chiusura

Oggi la psichiatria è a un punto di svolta. Mentre le malattie mentali sono in aumento in tutto il mondo e i sistemi sanitari stanno raggiungendo i loro limiti in molti luoghi, la digitalizzazione sta aprendo nuovi modi per identificare più precocemente la sofferenza mentale, trattarla in modo più specifico e fornire un migliore supporto a lungo termine. Gli smartphone, originariamente concepiti come dispositivi di uso quotidiano per la comunicazione e l'intrattenimento, si stanno sempre più trasformando in strumenti utilizzabili in ambito medico con un valore aggiunto clinico, sociale e terapeutico. Possono fare di più che inviare messaggi: possono aiutare a comprendere e riconoscere il disagio umano e a trasformarlo in processi di guarigione.

Questo libro ha dimostrato che l'uso degli smartphone in psichiatria non è una tecnica fine a se stessa. È uno sforzo interdisciplinare, eticamente impegnativo e socialmente rilevante che sta cambiando - e arricchendo - la nostra comprensione della malattia, dell'aiuto e delle relazioni. La combinazione di medicina basata sull'evidenza, innovazione tecnologica ed empatia umana crea un nuovo terreno terapeutico: più vicino alla realtà delle vite delle persone colpite, più sensibile ai progressi individuali e più aperto alla progettazione partecipativa.

Allo stesso tempo, la digitalizzazione da sola non guarisce l'anima. Ma può aprire porte dove prima non ce n'erano.

può costruire ponti tra l'assistenza e la vita quotidiana, tra la prevenzione e l'intervento, tra la competenza e la responsabilità personale. Perché ciò avvenga, non abbiamo bisogno di una fede cieca negli algoritmi, ma di regole intelligenti, di valori condivisi e di una nuova cultura dell'ascolto: dei pazienti, della tecnologia e di ciò che possiamo essere in psichiatria se la plasmiamo insieme.

Il futuro della psichiatria non è né digitale né umano: è entrambi. E se lo affrontiamo con coraggio, senso della misura e compassione, la possibilità tecnologica diventerà una realtà terapeutica. La psichiatria di domani inizia oggi: in tasca, nel dialogo, nella fiducia. Utilizziamola.